养好胃肠这么做

YANGHAO WEICHANG
ZHEME ZUO

Yanghao Weichang Zheme Zuo

主　编　龚妮　张洁

副主编　申海艳　张璐　李丹

编　者　龚妮　张洁　申海艳　李丹

　　　　张璐　李慧平　伍园园　丑靖

　　　　周冰倩

U0325204

湖南科学技术出版社

图书在版编目（ＣＩＰ）数据

养好胃肠这么做 / 龚妮, 张洁主编. — 长沙 : 湖南科学技术
出版社, 2022.2
　ISBN 978-7-5710-1270-0

　Ⅰ.① 养… Ⅱ.① 龚… ②张… Ⅲ.① 胃肠病－防治 Ⅳ.①R57

中国版本图书馆 CIP 数据核字(2021)第 208893 号

养好胃肠这么做
主　　编：龚妮 张洁
出 版 人：潘晓山
责任编辑：王跃军
出版发行：湖南科学技术出版社
社　　址：长沙市芙蓉中路一段 416 号泊富国际金融中心
网　　址：http://www.hnstp.com
湖南科学技术出版社天猫旗舰店网址：
　　　　　http://hnkjcbs.tmall.com
邮购联系：0731-84375808
印　　刷：长沙鸿发印务实业有限公司
　　　　　（印装质量问题请直接与本厂联系）
厂　　址：长沙县黄花镇黄垅村（黄花工业园 3 号）
邮　　编：410137
版　　次：2022 年 2 月第 1 版
印　　次：2022 年 2 月第 1 次印刷
开　　本：710mm×1000mm　1/16
印　　张：14.75
字　　数：208 千字
书　　号：ISBN 978-7-5710-1270-0
定　　价：98.00 元

前言

　　胃肠疾病是消化系统疾病中最常见的疾病，与人民健康密切相关。近年来，随着人们生活水平的提高、社会经济的发展，胃肠疾病的研究已经取得了很大的进展，也取得了诊断学、治疗学的发展。因此，要成为一名合格的外科医护人员，就需要将基础理论、基本技能与临床实践相结合。

　　为了提高广大读者对胃肠疾病危害的认识，增加防治知识，提高健康意识，我们精心编写了这本《养好胃肠这么做》。本书以实用为宗旨，语言通俗易懂，从发病原因、临床表现及常见胃肠疾病防治等方面翔实介绍了胃肠疾病的一般常识，并着重在饮食、运动、情志、药物以及经络等方面对胃肠疾病的调养进行了详细而全面的说明。有句话说："健康是金。"其实健康比金子还珍贵，因为健康是很难再生甚至不可再生的，所以一旦失去了，就是再先进的高科技都无法使受损的机体恢复到原来的状态，只能叹"无可奈何花落去"了。

　　尽管在编撰过程中作者做出了巨大的努力，对稿件进行了多次认真的修改，但由于编写经验不足，书中存在遗漏、不足之处敬请读者指出。同时，由于篇幅所限，许多内容难免存在描述不够清晰等问题，敬请广大读者提出宝贵的批评意见及修改建议，不胜感激。

目录

Content

第一章　胃肠是人体后天之本，是健康的起点

第一节　胃的故事

一、重新认识你的胃

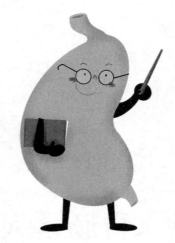

胃卡通形象

1. 一个会研磨的皮囊

吃过猪肚的人应该都知道，胃是由一层层的肌肉组成的，有一个进口，一个出口。胃的功能说起来挺简单，主要是容纳和研磨食物。食物进入胃内，胃能不断收缩和蠕动，通过反复研磨、搅拌，将食物与胃液均匀混合。

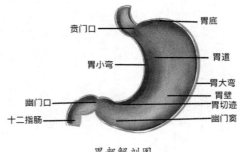

胃部解剖图

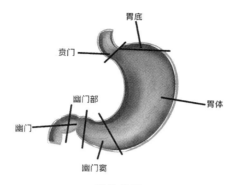

胃结构图

除了容纳和研磨食物外，胃还能分泌胃液，其主要成分是盐酸和胃蛋白酶原。盐酸不仅参与食物的消化，还能杀灭绝大多数食物中的细菌；胃蛋白酶原能对蛋白类食物进行初步消化。此外，胃还参与维生素 B_{12} 的吸收，维生素 B_{12} 能够促进红细胞的发育和成熟，严重的萎缩性胃炎或者切掉太多胃的人会存在维生素 B_{12} 吸收障碍，有可能出现贫血。

2. 胃可以切多少

相比其他内脏，胃的必要性似乎不是那么大，因为胃可以被切掉 $1/3$、$1/2$，甚至全部切除。胃切除后，研磨和存储能力是降低了，但是对于营养的吸收其实并未受到影响，这是因为营养吸收的主要部位在小肠。说白了，胃就是个有研磨功能的容器，如果我们调整饮食习惯，吃得精细一点，嚼得碎一点，每次吃少一点，就算胃被切除了，机体还是可以完成对食物的消化和吸收。

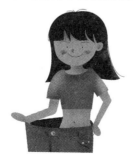

瘦身

对于严重肥胖的患者来说，医生可以通过手术把他们的胃缩小。因为胃变小了，所以每次只要吃不多的食物，患者就会感觉到饱。以通过控制食物摄入的方式来达到减肥的目的，虽然有点简单粗暴，但是对于那些因肥胖而对健康产生严重影响，甚至会有生命危险的肥胖人士，不失为一种选择。当然，采用何种方式，需要医生通过专业的评估来确定。

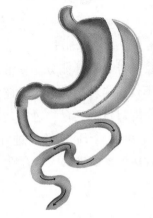

缩胃手术

3. 胃为什么没有消化掉自己

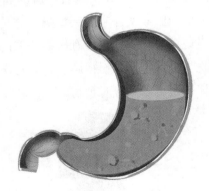

胃消化液

很多人会有这样一个疑问，既然胃液是一种强大的消化液，可以分解蛋白质，而胃本身也主要是由蛋白质构成的，那为什么胃能把食物消化了却不会消化自身呢？

其实，胃在消化食物的同时又能保护自己，靠的是一层"保护衣"。正常情况下，胃除了分泌盐酸和胃蛋白酶原外，还会分泌黏液和碳酸氢盐，它们将胃黏膜与胃液隔离开，保证胃液不直接接触胃黏膜，就像给胃套上了一层"保护衣"，是胃抵御各种有害刺激的天然屏障。但这个"保护衣"偶尔也会出现漏洞，导致局部的组织被侵蚀，形成溃疡，从而引发疼痛等问题。

二、胃的"损友"——幽门螺杆菌

现在，幽门螺杆菌可谓是一个知名度很高的名词了，它被认为是胃病的罪魁祸首。那幽门螺杆菌是如何导致胃病的呢？让我们从幽门螺杆菌的"品行"说起。

1. 幽门螺杆菌的独门绝技

胃的功能之一是分泌胃液，胃液的 pH 为 $0.9 \sim 1.5$，这种条件下绝大多数细菌无法存活。因此，一开始人们认为胃内是没有细菌的。

1983 年澳大利亚的两位科学家马歇尔和沃伦发现胃内存在一种特殊的细菌，当时科学家们还不是很确信它们的存在，但怀疑它们与胃病有关，马歇尔还亲自喝下细菌培养液体验胃病的感觉。随着研究的深入，目前已经证实胃内确实存在着一种细菌——幽门螺杆菌，并且明确幽门螺杆菌与胃溃疡、慢性胃炎、胃癌有着密不可分的关系。这两位澳大利亚科学家还因为发现和研究幽门螺杆菌而获得了 2005 年的诺贝尔生理学或医学奖。

绝大多数细菌在经过胃酸的化学攻击后都"阵亡"了，幽门螺杆菌之所以能在胃黏膜中繁衍生息，是因为它们有独门绝技——中和胃酸。幽门螺杆菌的一个很重要的特征是能够产生大量的尿素酶，尿素酶能水解尿素，生成氨和二氧化碳。氨能在幽门螺杆菌周围形成一层保护性"氨云"，中和胃酸，使局部的 pH 升高。"氨云"就如同武侠小说中的"金钟罩""铁布衫"一样，"氨云"之中的细菌便能定植于胃黏膜，繁衍生息。

不仅如此，在幽门螺杆菌定植于胃黏膜后，它们还会"搞破坏"以利于长期生存。幽门螺杆菌能分泌空泡毒素，使得胃黏膜上皮细胞坏死、凋亡，日积月累导致胃黏膜萎缩。胃黏膜萎缩了，局部的胃液分泌减少了，更适合幽门螺杆菌生存，所以幽门螺杆菌感染是萎缩性胃炎的病因之一。另外，如果局部的胃黏膜受损特别严重，之前提到的胃的"保护衣"也会在这个部位产生一个"破洞"，这个部位的组织失去了保护，就会直接暴露在胃液中，后续可能发展为溃疡。

如果胃黏膜天天被如此伤害，就会加速细胞的增生，这种增生如果发生在有毒素或致癌物的环境中，就有可能发生基因突变。胃癌细胞就是在这种无数次修复、增生中突变而来的，所以说，导致胃癌是幽门螺杆菌的又一项罪名。

2. 我们是如何感染幽门螺杆菌的

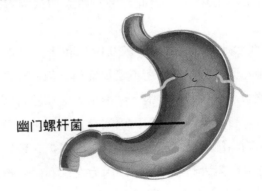

幽门螺杆菌

幽门螺杆菌

与消化系统大部分疾病一样，幽门螺杆菌也主要经口腔进入人体，这种细菌常存在于带菌者的牙垢与唾液中，通过共同进食感染。其实很多人的幽门螺杆菌都是在儿童时期感染的，感染源多是家庭中的长辈。中国的饮食习惯是围餐，常共用餐具、食物的行为为幽门螺杆菌的感染创造了天然条件，这也是幽门螺杆菌感染通常都是以家庭和家族为单位的原因，而有分餐制饮食习惯的地区，幽门螺杆菌感染率相对较低。

3. 感染了幽门螺杆菌一定会发病吗

流行病学研究表明，幽门螺杆菌感染了世界范围内一半以上的人口。在亚洲地区，幽门螺杆菌的感染率高达 60%～70%，但胃病的发生率远没有那么高，因此感染了幽门螺杆菌不一定发病；反过来也是，得了胃病也不全是幽门螺杆菌的错，它们可能只是始作俑者。胃病虽然与幽门螺杆菌密切相关，但不能简单画等号。如果把幽门螺杆菌比喻为"坏人"，不是所有人和坏人玩都会被带坏，遗传因素、生理状态、易感性、菌株的差异等特定的条件使得幽门螺杆菌更容易在一部分人体内"兴风作浪"，因此疾病只发生在部分人群之中。

4. 幽门螺杆菌与胃癌

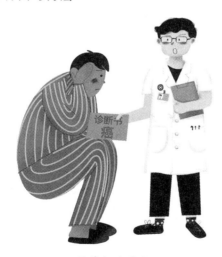

被诊断为胃癌

感染幽门螺杆菌会导致胃癌这点是明确的，但不是全面的。早在 1994 年，世界卫生组织就把幽门螺杆菌归为 1 类致癌物，证据确凿。幽门螺杆菌本身可产生促癌毒性产物，感染后可引起胃黏膜慢性炎症，加上环境致病因素加速黏膜上皮细胞的过度增殖，有可能致癌。

感染幽门螺杆菌和发生胃癌，两者有相关性，但并非一定是因果关系。胃癌往往是多因素共同作用引起的，是否发生，什么时候发生，很多时候还与个体因素、环境因素、是否干预等密切相关。下面的数据就能让您清楚地理解这个道理，我国居民幽门螺杆菌阳性率将近 $60\%\sim70\%$，而胃癌的发生率却比这个数据低很多。

5. 如何治疗幽门螺杆菌感染

什么情况下需要治疗？很多人本身并没有症状，只是在体检中发现自己感染了幽门螺杆菌，因为总是听说它会导致胃病和胃癌，自此之后就忧心忡忡。

我国居民幽门螺杆菌的感染率在 50% 以上，显然不是所有人都必须去治疗以降低患癌风险。绝大部分人感染后不产生症状，或者不产生明显的"破坏"，幽门螺杆菌只是长期潜伏，伺机而动，是否发病或产生危害与个体因素有很大关系。

既然不是所有人都会发病，是不是有些情况不需要治疗，究竟哪些情况才需要治疗？

感染幽门螺杆菌后的转归，不同人之间差异很大，是否需要治疗主要依据是否有胃癌家族史、有无胃黏膜病变情况（萎缩、糜烂、肠化、溃疡等）、有无症状、有无心理负担等因素。

如果发现幽门螺杆菌阳性，推荐以下人群进行根除治疗：

（1）具有胃癌高危因素的人群，如胃癌家族史。

（2）胃溃疡、十二指肠溃疡、胃黏膜病变严重（如糜烂、肠化等）。

（3）消化不良（如影响正常生活的反酸、嗳气等症状）。

（4）需要长期服用抑酸药（如奥美拉唑）。

（5）需要长期服用非甾体抗炎药（如阿司匹林、布洛芬等）。

（6）残胃（胃切除术后）、胃 MALT 淋巴瘤（一种特殊类型的胃淋巴瘤）。

（7）心理负担大。

不在上述范围内的人即便查出幽门螺杆菌阳性，也不意味着一定要根除，更不意味着将来一定会得胃癌。可以这么想，如果幽门螺杆菌能够和我们和平共处，那么我们就不必将它赶尽杀绝，只需记得按时去做个胃镜检查一下这些"小家伙"是否对你的胃造成损伤就好了。没有明显异常、慢性浅表性胃炎、一般萎缩性胃炎，建议每 3～5 年复查 1 次；伴不完全性结肠化生或轻度不典型增生，建议每年复查 1 次；伴中度不典型增生，建议每 3 个月复查 1 次。

如何治疗幽门螺杆菌感染呢？幽门螺杆菌感染主要依靠药物治疗。因为多数抗生素在胃内酸性环境中活性会降低，幽门螺杆菌不易根除，所以单用抗生素是不够的，得用"组合拳"。临床上最常用的组合方法是两种抗生素＋抑制胃酸分泌的药（某某拉唑）或两种抗生素＋铋剂（果胶铋）联合应用根治幽门螺杆菌，称为三联疗法或四联疗法。

一般来说，用药几天后多数胃部症状便可缓解，但需要坚持用药治疗 2 周才能将幽门螺杆菌彻底清除。对于绝大多数人来说，采用此方法根治幽门螺杆菌的效果很理想，但由于目前存在抗生素滥用的情况，所以幽门螺杆菌耐药情况也较为常见，因此治疗后 1 个月需要复查幽门螺杆菌是否已被彻底清除。如果您想根治幽门螺杆菌，建议您和家人一起检查、治疗，这样才不容易互相感染。

6. 如何预防幽门螺杆菌感染

对于幽门螺杆菌这种能让人群普遍感染的细菌，只有自己预防显然不够，全家都要行动起来。碗筷消毒、分餐、注意口腔卫生、定期换牙刷，这些都是预防幽门螺杆菌感染的关键措施。父母与儿童的餐具应分开使用，更要摒弃用嘴对嘴的方式给婴幼儿喂食或将咀嚼后的食物给孩子吃的习惯，如果父母感染了幽门螺杆菌，这种方式无异于把幽门螺杆菌直接传给孩子。

在外就餐，若餐具循环利用且没有进行及时、有效的消毒也可能会导致幽门螺杆菌的传播，所以一定要注意餐具的卫生情况。

根治后的患者一样要注意预防再次感染，主要是预防日常亲密接触导致的再次感染，因此全家人一同治疗是避免相互感染、再次感染的关键。

三、"门"关不紧导致反酸、胃灼热

相信很多人都有过类似的经历，吃完饭或者躺下休息后感觉口里泛酸水，胸口后面热热的。

反酸、胃灼热是消化科常见的症状之一，据统计发生率可达10%。大多数反酸、胃灼热都是由胃食管反流病引起的，少数由消化不良引起。据推测，我国有近1亿人患有胃食管反流病。

1. 胃食管反流是怎么回事

胃食管反流，简单来说就是胃液（甚至食物）从胃往回倒流到了食管或食管外，偶尔发生一两次可以理解，属正常的生理现象，但如果反复发生就是一种疾病了。

胃有两个开口，进食物的叫贲门（与食管相连），出食物的叫幽门（与小肠相连）。位于上部的贲门具有"自动感应功能"，吞咽的时候会自动打开让食物进入胃中，不吞咽的时候会自动关闭，这样胃液或胃中的食物才不会随随便便地流到食管中去。

但这个"门"偶尔也会出些小毛病，最常见的就是关不紧，就像门没关紧漏风一样，胃液甚至食物就会沿着这个没关紧的"门"流到食管，甚至口腔或气管中去。

一旦胃液进入食管，就会引起各种各样的问题。我们的胃能耐酸性胃液的腐蚀，但食管可不行。胃液腐蚀食管，会产生病理损伤，进而可能出现如下症状：

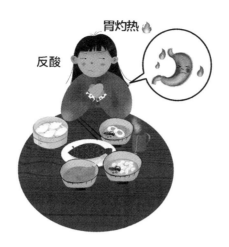

反酸、胃灼热

（1）反酸

胃液或内容物反流到咽部或口腔，口腔感觉到酸味，也被称为反流。与剧烈的呕吐不同，反酸或反流一般较少出现恶心的症状，胃液一般是悄悄地倒流至口腔中。症状轻微时可仅表现为醒来时口内有酸味、臭味或苦辣感。

（2）胃灼热

不同人描述位置有所不同，有的人感觉在胃部，有的人感觉在食管，还有的人感觉消化不良或上腹不适。

（3）胸痛

食管从喉咙到胃的走行紧贴胸骨后和心脏，因此食管受到胃液刺激会产生沿着食管走行范围的疼痛，常称为胸骨后疼痛。这种胸骨后疼痛会让不少人联想到冠心病引起的胸痛，此时最好做心电图进行鉴别。如果是心脏问题引起的胸痛，在心电图上会有特异性的表现；如果是反流问题引起的胸痛，吃抑酸药就能缓解。

（4）声音嘶哑、咽喉炎、咽部不适

胃液继续向上，刺激咽喉会导致咽喉炎。不少慢性胃炎的患者在治疗胃病的同时咽喉炎也好了，说明咽喉炎本身可能就是胃液反流导致的。

（5）咳嗽、哮喘、肺炎

咽喉是气管和食管的分界，咽连食管，喉接气管，二者有精巧的构造和保护机制来保证食物不进入气管，但老年人的这种保护机制有时会失灵，如果有胃食管反流，胃液可能就会经咽喉进入气管。

别小看这种反流，水到气管里都会引起剧烈呛咳，更不用说是酸性这么强的胃液了。胃液反流至气管是一件后果严重的事情，轻者引起剧烈咳嗽，重者可诱发哮喘、气道痉挛威胁生命，还可能对肺造成炎症损伤，继发肺炎、肺部感染。

2. 如何自我判断胃食管反流

可以通过下面四个问题进行简单的自我判断：

（1）是否常有起源于胃向上传导的不适？

（2）这种不适是否常伴有胸骨后的灼热感？

（3）抑酸药能否有助于缓解症状？

注：如 H_2 受体拮抗剂（某某替丁）或质子泵抑制剂（某某拉唑）。

（4）过去一周是否有 4 天存在上述症状发作的情况

如果对四个问题的答案都是"是"的话，那么就有 85% 的可能是患有胃食管反流，建议您就诊内科或消化内科。一般医生经过初步检查后会开一些抑酸药，如果吃了有效，那就更有可能是这个毛病了。当然，如果年龄偏大，医生可能会建议您先做个心电图及胃镜排除一下其他问题。

3. 胃食管反流应该如何治疗

（1）治疗目标

胃食管反流的治疗目标是治愈食管炎，消除症状，防治并发症，提高生活质量，预防复发。治疗关键在于阻止反流的发生和减少胃酸的分泌。

虽然大多数人在医生的帮助下反酸、胃灼热的症状可以缓解或完全消失，但客观事实告诉我们，胃食管反流属于慢性复发性疾病，目前国内外尚无任何一种方法可以完全治愈该病，使其不再复发。我们应该理性地看待这种疾病，改变"一劳永逸"的想法。因此调整生活习惯、饮食习惯是非常重要的。

（2）治疗方法

1）改变生活方式：前面说到反流的发生是因为胃和食管连接的"门"失灵了，该关闭的时候老是留个缝，这样胃酸就特别容易流出来。既然"门"关不紧，那就要想办法尽量减少胃酸"乱跑"的机会。因此改善反流可以从降低胃腔或腹腔压力、保持食管直立等方面做起，能让胃酸反流加重或复发的生活习惯都应该避免。具体说来有以下几种方法。

吃饭要讲究：不宜过饱，少食多餐，每餐适当减少进食量。因为饱食易出现食管下部括约肌被撑得松弛。此外，睡前2小时不宜进食，避免餐后立即卧床，道理很简单，躺平了的时候胃和口腔处于同一水平，这样胃液更容易流出来。

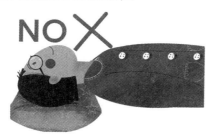

胃食管反流，餐后避免立即平躺

某些特定的食物会使胃和食管之间的"门"关不紧，因此要避免食用。容易导致反流的食物包括酒、甜点、巧克力、咖啡等。当然，这些能够加重反流的食物并没有严格的判断标准，如果您吃了某种食物觉得诱发或加重了反流症状，应该记录下来并尽量避免再次食用。

穿衣要讲究：避免穿紧身衣裤，腰带别系太紧，因为这样会使腹内压力增加，容易诱发或加重反流。

睡觉要讲究：就寝时单纯把枕头垫高是不能有效缓解反流的，

正确的做法是将床头整体抬高 10～15cm，使上半身抬起，保持仰卧时食管倾斜，这是物理抗反流。另外，左侧卧位使得贲门开口斜向上，也有助于减少反流次数、减轻反流症状。

保持身材：肥胖导致腹内压增高，容易发生反流，因此保持一个好身材是关键。

降低腹压：腹压升高会加重反流，例如用力咳嗽或用力时便秘会诱发反流。因此如果有慢性咳嗽、便秘也应积极治疗，减少因腹压增加而诱发反流的机会。餐后避免弯腰、端重物，以免增加腹压诱发反流。

2）药物治疗：药物治疗胃食管反流效果良好，常用的药物主要分为以下 3 类。

抑制胃酸分泌的药物：主要有质子泵抑制剂（某某拉唑）和 H_2 受体拮抗剂（某某替丁）。质子泵抑制剂比较常用，效果更确切、作用更强，能持久抑制基础和刺激后的胃酸分泌。因此治疗胃食管反流首先推荐使用质子泵抑制剂，常用的有埃索美拉唑、雷贝拉唑、兰索拉唑、奥美拉唑等。

中和胃酸的药物：如铝碳酸镁咀嚼片，可起到黏膜保护作用，促进食管炎的痊愈或溃疡的愈合。这类药物往往作用时间短暂，只能临时控制症状。

促进胃肠动力的药物：如多潘立酮等，能促进胃排空，降低胃腔内压力，减少反流的发生。但多潘立酮因为适应证问题和心脏病风险被警告需慎用。因此，不推荐在没有医嘱的情况下自行服用多潘立酮。

3）手术治疗：如果胃食管反流很顽固，经过上述治疗无效，且严重影响患者的生活质量，这时要考虑胃食管结合部有没有结构或器质性问题的可能性（如合并食管裂孔疝）。外科医生认为，既然是"门"关不紧，那就需要动手术来修一修这个"门"，目前主流方法是腹腔镜下胃底折叠术或食管裂孔疝修补术。

四、胃痛背后的故事

几乎每个人都经历过胃痛，说来也不奇怪，胃每天都要接受我们吃进肚子里的各种食物，虽说酸甜苦辣都是营养，但是有冰的、烫的、酸的、辣的，处理这些食物要承受不小的压力。引起胃痛的原因很多，有的是胃本身的问题，有的是其他部位的疾病但是以胃痛的形式表现出来，下面我们就来详细说说。

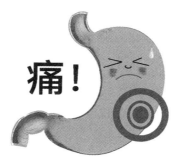

胃痛

1. 胃本身问题导致的胃痛

痉挛：吃了刺激性食物，引发胃肠痉挛，有可能导致胃痛。

炎症：不正确地服用阿司匹林或者急性胃炎发作，有可能导致胃痛。

糜烂：大量白酒直接损伤胃黏膜，引起胃黏膜糜烂，有可能导致胃痛。

萎缩：胃黏膜萎缩，消化能力减弱，吃饭后容易出现胃痛。

溃疡：感染幽门螺杆菌，有可能引起胃黏膜损伤，消化能力减弱，吃饭后容易出现胃痛。

癌变：胃部肿瘤如果侵犯了神经，有可能导致胃痛。

2. 其他内脏问题导致的"胃痛"

上述问题有可能引发胃痛，但胃痛不一定就是上述原因导致的。首先，我们只是感觉到胃区疼痛，但对于疼痛部位在哪里是个人主观判断，不能准确定位病变的部位。和皮肤哪里受伤哪里痛不同，内脏的疼痛很难准确定位，比如阑尾炎、肝硬化、胰腺癌等本身不是胃的问题，也会产生胃痛的症状。

阑尾炎：一半以上的阑尾炎患者发病早期都表现为"胃痛"、肚子痛，待发病几小时后疼痛才慢慢集中在右下腹，医学上称为转移性右下腹痛。

肝硬化：以门静脉高压性胃病为代表，肝硬化后，食管、胃底及整个消化系统的静脉回流入肝受阻变缓，表现为胃肠道瘀血，继而出现胃痛、食欲差等胃肠道不适的症状。

胰腺癌：胰腺位于胃后方，深在腹部，周围布满神经丛、淋巴结，胰腺癌又特别容易侵犯神经，引起疼痛。胰腺癌之所以难以早期诊断，是因为它的早期表现和胃病很相似，临床上胰腺癌在确诊之前很多人自我感觉是胃痛。

胆囊结石、胆囊炎：胆囊位于右上腹，与胃窦部相邻，胆囊结石、胆囊炎发作常表现为上腹疼痛，患者诊断明确前常常以"胃痛"描述。

肠痉挛：内脏疼痛定位不准确，肠子占据整个腹腔，痉挛起来常常痛得让人分不清究竟是胃痛还是肠绞痛。

心脏病：冠心病导致的心肌缺血、心肌梗死会产生剧烈疼痛，典型的疼痛位置在胸口，但疼痛范围可从口腔到腹部，因此上至口腔、下至腹腔的疼痛都要警惕冠心病的可能。

动脉疾病：主动脉从心脏发出，经胸腔至盆腔，如果发生撕裂或动脉瘤会引发剧烈疼痛。疼痛部位与病变部位往往一致，上腹部剧烈疼痛不能排除动脉撕裂、动脉瘤、动脉栓塞的可能。

3. 情绪问题导致的胃痛

很多人在情绪焦虑或者精神压力大时常伴有胃痛发作。人长时间处于工作压力、心理负担过大的状态，对胃也会产生很大的影响。精神压力过大导致自主神经紊乱，进而导致胃液分泌失调、胃黏膜血供减少等，轻者表现为胃痛、胃口差，严重者可导致胃溃疡。

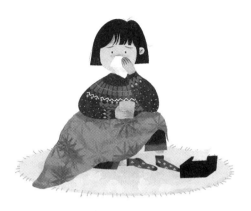

情绪导致胃痛

胃痛常见，却没那么简单，医生从来不建议"胃痛了先去药店买点胃药来吃"这种做法，万一疼痛是由心肌梗死、动脉撕裂这种随时可能致人死亡的疾病所致，或者是由胃癌、胰腺癌等恶性肿瘤引发，上述草率的做法都会让人追悔莫及。看似简单一个胃痛都这么复杂，同样道理，如果遇上原因不明的腹痛也不要擅自做主，明智的选择是及时就医。

五、胃因何而萎缩

在我国慢性萎缩性胃炎是发病率很高的一类疾病，发病与年龄、幽门螺杆菌、吸烟、酗酒、急性胃炎迁延等因素有关，做胃镜约有 13.8% 的人检出萎缩性胃炎。

萎缩性胃炎是慢性、进行性病变，一般从各种急慢性胃炎发展而来，也可以从最普通的浅表性胃炎发展而来。目前认为，萎缩性胃炎的发生与多种因素有关，可以看作是各种因素引起胃黏膜病变后较为一致的结局。胃镜下看，胃黏膜颜色变浅、变薄、血管显露，胃酸分泌减少，所以该类患者会有消化功能减弱、胃蠕动功能失调等症状。

1. 胃黏膜为什么会萎缩

幽门螺杆菌感染：上文提到，幽门螺杆菌是一种定植于胃黏膜的细菌，除了可能造成急性溃疡、出血等症状外，还有可能导致慢性胃黏膜损害，长此以往胃黏膜会出现萎缩、肠上皮化生、异型增生，甚至癌变。

年龄增长：萎缩性胃炎的发生与年龄呈显著正相关，萎缩性胃炎的发病率随着年龄增长而升高。这不难理解，年龄越大，胃黏膜的自我修复能力越差，容易受外界不利因素的影响而造成损伤。加上人的年龄越大，胃遭受的各种"磨难"也越多，汽车轮胎用久了还会磨损呢，人的胃亦是如此。

不健康的生活习惯：不健康的生活习惯会导致胃的损伤，胃被磨损、消耗得越厉害，就越容易出现萎缩。严重吸烟者萎缩性胃炎的发生率明显升高。研究发现，每天吸烟 20 支以上的人，发生胃黏膜炎症的比例约为 40%。嗜酒者早期虽然只是浅表性胃炎，但若酗酒行为长期持续，那么浅表性胃炎可发展为慢性萎缩性胃炎。

2. 萎缩性胃炎的治疗

停止伤胃的行为：萎缩性胃炎患者，不论其病因如何，都应停止伤胃的行为，保护好已经变薄的胃黏膜，杜绝烟、酒、高盐、浓茶等常见易"伤胃"的食物或行为。避免或调整使用损害胃黏膜的药物，如阿司匹林、吲哚美辛、激素等。按时进餐，不暴饮暴食，不吃过冷或过热的食物，不用或少用刺激性调味品，例如辛辣的调料。

抗幽门螺杆菌治疗：患慢性萎缩性胃炎时，幽门螺杆菌检出阳性率很高。根治幽门螺杆菌感染对改善慢性萎缩性胃炎的症状有一定效果。

发现了萎缩性胃炎，越早治疗效果越好，千万不要继续原先"伤胃"的生活习惯，非要等到出现了肠上皮化生和不典型增生才后悔。要知道，轻度、中度萎缩性胃炎经治疗多数还是可逆的，而重度萎缩性胃炎可逆性很小。

3. 得了萎缩性胃炎需要注意什么

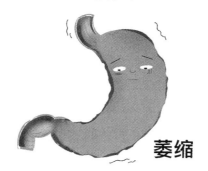

萎缩性胃炎

对于萎缩性胃炎患者，要定期找医生复查，看看疾病是往好的方向发展了，还是没有进展，或者变得更加严重了。当然，这里的复查并不仅是患者和医生的口头沟通，还需要借助胃镜检查以便更准确地判断病情的变化，只有通过定期复查，医生才能及时发现问题、及时处理。

4. 萎缩性胃炎会癌变吗

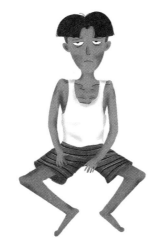

愁眉不展、忧心忡忡

张先生今年刚刚 50 岁，自从在今年体检中被诊断为慢性萎缩性胃炎，就常常愁眉不展、忧心忡忡，因为他听说慢性萎缩性胃炎早晚会转变成胃癌。

很多人都有萎缩性胃炎，自己不知道的时候本来没什么症状，但诊断一旦确立，在还没有真正明白萎缩性胃炎该注意什么时，反而出现了这样那样的症状。听着身边朋友的各种说法，看着网络上的文章，一不小心就会把自己吓到。

事实上，萎缩性胃炎确实有癌变的概率，但只有很小一部分萎缩性胃炎最终会发展为胃癌，而这也不是一朝一夕的事，而且完全可以通过定期检查来预防。从萎缩性胃炎到胃癌要经历萎缩性胃炎—肠上皮化生—不典型增生—原位癌—侵袭—转移等多个过程。在这个过程中如果进行有效干预、合理治疗，很大一部分患者的病情可以得到控制甚至逆转。因此即便被确诊为萎缩性胃炎，也没必要过度恐慌，及时就医并听从专业建议才是正确的处理方式。

对于萎缩性胃炎，定期检查才是理性的做法。只要坚持规范治疗与定期复查，萎缩性胃炎发展成胃癌的概率非常低。为了监测病变的动态变化，要定期复查胃镜，预防癌前疾病的进展。具体随访时间应该视个体因素和治疗情况等决定。

建议复查的时间：一般萎缩性胃炎，每 3~5 年复查 1 次；伴不完全性结肠化生或轻度不典型增生，每年复查 1 次；伴中度不典型增生，每 3 个月复查 1 次。如果是重度不典型增生，应按癌变对待，可予内镜下完整切除或手术切除。

总之，萎缩性胃炎不是洪水猛兽，应该相信科学，积极面对，遵医嘱进行规范治疗、按时复查。

六、胃病养得好吗

老王是个"老胃病"，受胃病"三分治七分养"观念的影响，他还是个养生达人，热衷于收看各种养生节目，平时吃东西很讲究，不仅注意多喝粥，还会格外留心各种养胃食物，可这个胃老是不争气，时不时地痛、不舒服。

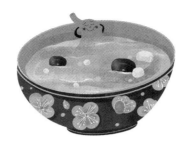

"喝粥养胃"

1. 喝粥并不能养胃

"喝粥养胃"这一观念在我国可谓深入人心，似乎大家多多少少都认同这个观点。由于胃口差，很多人会选择在胃不舒服的时候喝粥，甚至还有长期喝粥来治疗胃病的。然而，"喝粥养胃"并不适合所有的人。从食物消化的角度来看，粥对于"胃不好"的人来说，并不能起什么神奇的治疗效果，胃的主要功能是存储和研磨食物，粥通常都已经煮得很烂了，与被胃消化后的食糜性状相似，胃不需要再对其进行研磨、消化，可以直接送入小肠进行吸收。如果从给胃减轻负担的角度来说，喝粥确实有一些帮助，但如果说粥里面有什么营养成分能直接滋养胃则是牵强的，因此"喝粥养胃"的说法不是那么正确。

"喝粥养胃"并不适合所有人，尤其对于容易反酸、胃灼热的胃病患者来说，喝粥反而有"雪上加霜"的嫌疑。粥是流质，容易导致反流，加重胃食管反流。对反流的患者，不太建议进食过多流质食物，而应该进食半流质或固体食物，以减少反流的发生。

2. 胃病不能只靠养

试图通过喝粥来治疗胃病并不是一个明智的选择，粥养胃的作用有限，并不能直接治疗胃病或根除导致胃病的元凶。举一个简单的例子：很多胃部的不适是由于感染幽门螺杆菌导致的，如果喝粥能根治幽门螺杆菌感染，那医生也就不会采用三联或者四联疗法来治疗幽门螺杆菌感染了。

　　"喝粥养胃"只是口口相传的说法而已，不可过于依赖或相信其治疗作用。其他坊间所谓"补胃"的食材或药材也是一样的，不用过于迷信。关于"养胃"并没有那么多的讲究，胃有自我修复能力，我们只需要停止伤害，去除病因，给胃一个良好的修复环境，它便能逐渐修复。如果一边不顾幽门螺杆菌感染的持续伤害，一边却费尽心思去寻找"补胃""养胃"的良方，那就是本末倒置了。

3. 正规治疗是养胃的前提

　　胃病不能只靠养，平时我们常说的"胃病""胃不好"是一种很宽泛的概念。发生在胃部的疾病几乎都能引起胃痛、胃部不适的感觉，都可以称"胃病"。但是这些所谓的"胃病"，轻的可以是慢性浅表性胃炎或功能性胃肠疾病等；严重的可以是胃溃疡、胃癌等；还有的甚至不是胃部的问题，只是症状表现在胃部而已。

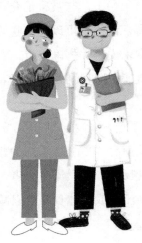

医生护士

　　胃部疾病靠养就能变好吗？显然不是，理性的做法是合理检查后再进行针对性治疗，明确胃病是由什么引起的，是胃溃疡还是慢性萎缩性胃炎，是幽门螺杆菌感染还是功能性胃肠病等，再根据具体情况进行对因治疗、对症治疗。如果检查提示只是比较轻的浅表性胃炎、功能性胃肠病、程度较轻的萎缩性胃炎等本身并不是很严重的情况，说明你平时对胃的保养不错。

如果发现有胃溃疡、十二指肠溃疡、胃黏膜糜烂、幽门螺杆菌感染伴严重萎缩性胃炎等情况则不是只靠养就能好转的，这些情况是有比较明确的病因，而且有比较好的治疗手段，要听医生的建议进行规范治疗。

关于胃的养护，专业医生给出的建议是别伤害胃，养胃不是为了把胃养成"铜墙铁壁"，好让我们能随心所欲、暴饮暴食，而是使胃处于正常状态，能吃能喝，不产生症状。

不要在所谓养生大法、养胃秘方里陷得太深，胃病本身就是个很宽泛的概念，有时该治就要治，治好了才去养。养胃本身并没有什么秘法、特效药。

4. "三分治七分养"的科学解读

（1）三分治

1）对因治疗：如果有十二指肠溃疡，且证实是由幽门螺杆菌感染引起的，就要针对幽门螺杆菌进行治疗，多数人经过正规治疗，其十二指肠溃疡能得到根治。

2）对症治疗：如果经常出现反酸、胃灼热等胃食管反流症状，可以使用抑酸药、促进胃肠蠕动的药进行对症治疗。

3）预防性治疗：如果胃镜检查发现有高级别上皮内瘤变，为了预防癌变，建议听从医生的建议进行胃镜下切除等治疗。

（2）七分养

1）戒烟酒：烟酒对于肠胃的刺激非常大。酒精能够直接损伤胃黏膜，导致胃黏膜充血糜烂，甚至溃疡。吸烟不仅对肺不好，对胃也有很大影响，胃不好的朋友要注意，尼古丁进入血液影响胃黏膜血供，不利于胃黏膜的自我修复。此外，烟酒会诱发或加重胃溃疡、慢性胃炎。

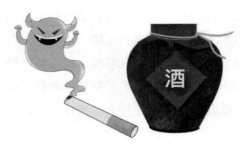

烟酒

2）放宽心情：许多人在工作压力大、生活不顺心的时候会感觉胃不舒服。这是因为机体精神压力过大会导致自主神经紊乱，表现为胃液分泌失调、胃黏膜血供减少等。轻者表现为胃口不好，严重者可导致胃溃疡的发生。如果你是这样的人，想要胃病不找你麻烦，就一定要保持良好的心态。

3）听胃的话：如果反复几次吃了、喝了某些特定食物后容易出现反酸、胃灼热或胃部不适的症状，例如有些人喝了浓茶或者咖啡后胃就会不舒服，就别再轻易尝试了，既然你的胃不喜欢，何苦让它难受呢？其他诸如按时吃饭、不要太饱、太饿，一日三餐定时定量，这些大家都能注意到。在门诊经常有人问："医生，有没有特别要注意的？"我总是建议他们不要迷信别人，自己建立一个档案，记录下自己日常的饮食，哪些吃了舒服，哪些吃了不舒服都记录下来，几个月下来就会形成自己的健康档案和饮食指南。

4）讲卫生：讲卫生对于养胃来说主要指严防"病从口入"，预防幽门螺杆菌感染，包括吃饭用自己的餐具、饭前洗手等小细节。幽门螺杆菌是很多胃病的元凶，很多人虽然幽门螺杆菌阳性，而且没有不适症状，但即便如此，幽门螺杆菌还是潜伏在胃内的破坏分子，可能在某一时段引起症状或病变。中国没有分餐制的饮食习惯，不共用餐具是目前预防幽门螺杆菌感染的好办法。

5）细嚼慢咽：口腔咀嚼其实是消化的第一步，食物经口腔充分咀嚼后才能在胃里更好地消化，大块食物团块不易消化，容易产生不适症状。有不少人因为牙口不好，导致吃饭时咀嚼不充分，最终加重胃的消化负担，这该去看看口腔科医生。还有个普遍观点就是喝粥养胃，虽然粥容易消化，但牙口好就没有必要专门为了"养胃"而喝粥，有反流症状的人不宜喝粥。

6）注意药物的副作用：现在心脑血管疾病越来越多，很多人在服用阿司匹林类药物，这类药物很容易损伤胃黏膜，导致胃出血。针对这种情况，可以在内科医生指导下选择更适合的剂型，比如阿司匹林肠溶片，同时服用一些保护胃黏膜的药物来预防阿司匹林对胃的损伤。其他容易损伤胃黏膜的药物还有激素（如强的松、皮质醇等）、解热镇痛药（布洛芬、对乙酰氨基酚等），胃不好的人要注意这些药物的副作用，尽量避免长期服用或配上保胃药一起使用。

7）及时就诊、定期检查：很多时候，"胃不好"并不是那么简单，有时甚至问题并不是出在胃这里。消化系统的疾病有时从感受和症状上是很难区分的，隔着肚皮你也看不到。一个胃痛，背后的原因从功能性消化不良到胃癌都有可能，有经验的消化科医生也要通过检查来最终定性，所以不要随意自我下诊断，胃不舒服了还是要及时就医。当然，慢性萎缩性胃炎的患者也没必要整天担心自己的病会不会发展成胃癌，按时复查，做到心中有数，剩下的就交给医生吧。

5. 三分治病，七分防病

如果有胃溃疡、十二指肠溃疡、胃黏膜糜烂、幽门螺杆菌感染伴严重的萎缩性胃炎等情况，不是靠养就能好转的。这些情况一般都有比较明确的病因，而且有比较好的治疗手段，要听从医生的建议，采用规范的治疗手段，等到病情好转后再去保养才有意义。上述情况如果不积极治疗，只靠保养是很难恢复的，千万不要本末倒置，延误病情。虽然治疗只占三分，但却是扭转病情的关键，预防无法代替治疗，只要科学对待"三分治，七分养"，才能保"胃"健康。

第二节　肠的故事

一、九曲十八弯的食品加工厂——肠道

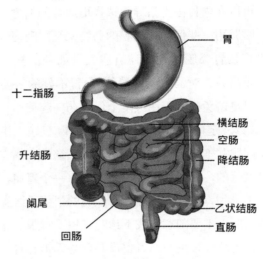

肠道结构图

1. 十二指肠容易得溃疡

食物离开胃的出口——幽门，来到了十二指肠，接下来是空肠、回肠，这三部分合称为小肠。十二指肠名称的由来，是得自于它的长度大约相当于 12 根手指的宽度，实际上十二指肠要更长一些，总长度约为 30 厘米。空肠和回肠的功能差异不大，分界也不明显，也有人将空肠和回肠合称为小肠。空肠之所以得名，是因为在解剖尸体时，经常发现这个部位内部是空的。回肠当然是因其曲折回转而得名。

由于食物在十二指肠停留的时间很短，所以十二指肠不易发生癌症，但却会因最先接受含有大量胃酸的食物而容易发生溃疡。一旦食物进入十二指肠，就意味着小肠的消化过程，也就是最重要的消化阶段开始了。

2. 小肠工地的繁忙景象

在食物的刺激下，肠促胰液素分泌，刺激胰脏分泌胰液，这是最重要的消化液，可以将淀粉、蛋白质、脂肪这三种主要营养物质分解成人体可以吸收的基本结构成分。胰液每天分泌 1~2 升，呈碱性，能够中和流入十二指肠中的胃酸。如果这道程序失灵，人体就有可能患上消化性溃疡。

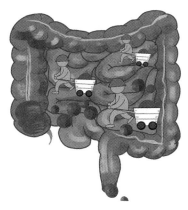

"小肠工地"

肝细胞分泌的胆汁平时储存在胆囊里，此时在胆囊收缩素的作用下，胆囊收缩，绿色的胆汁经过肝管、胆总管进入十二指肠，马上投入工作。只见它像肥皂分解油渍一样令食物中的脂肪变成小滴，溶解在水中，便于人体更有效地吸收。因此，胆汁中虽然不含有消化酶，但是对于脂肪的消化和吸收具有重要的意义。胆汁由胆盐、胆固醇和卵磷脂组成，如果饮食结构中脂肪含量过高，一些食物分子就会析出来，变成固态晶体。这些晶体聚集在一起，就形成了胆结石。像石子一样的胆结石在通过胆管时，如果它很小，还可以通过。但是，如果胆结石太大，就会堵住管口，使充满胆汁的胆囊肿得像一只快要爆炸的气球，此时，右上腹部会感觉到剧烈的疼痛。

促胰液素、胆囊收缩素还会促进胰岛素的分泌，胰岛素是调节血糖的重要物质，此外对脂肪和蛋白质的代谢也有一定作用。

还有一些液体每天从各种源头不断地进入小肠，包括 1～1.5 升唾液，1.5～2.5 升胃液以及 1.5～3.0 升小肠液。小肠液呈弱碱性，含有多种消化酶，还可以保护十二指肠黏膜免受胃酸的侵蚀。

3. 有关小肠的惊人数字

小肠是人体内最长的管道，活体小肠伸缩自如，在体内会缩短为 2～3 米，而人一旦死去，小肠就会延伸至 5～6 米。

小肠直径约为 4 厘米，内部有无数环形皱襞，内侧面像长毛地毯一般，有无数手指一样的突起，称为绒毛。每根绒毛都独立运作，其中有血液流通，能够吸收养分。小肠绒毛的数量是惊人的，约为 3000 万根。在电子显微镜下，可以看到绒毛表面有无数个六角形的营养吸收细胞。1 根绒毛约有 5000 个营养吸收细胞，每个细胞又长有 2000 根微绒毛，通过表面吸收营养。不要小看这些微绒毛，正是因为它们的存在，小肠吸收养分的表面积比平滑小肠管增加了 600 倍，几乎是体表面积的 5 倍！如果小心地将小肠拉直，那么小肠壁的面积就有 200 平方米，相当于半个网球场那么大。如果没有这些结构的存在，小肠要达到 3000 米长才能够保证食物的充分吸收。

小肠并不是悬空的，而是由肠系膜悬吊着，松松地附着在腹壁上，以此固定，因此不会摇晃。肠壁由一组组纵横交错的肌肉组成。一组肌肉使其产生摆动动作，把食物与消化液搅拌到一起。小肠工作时，每分钟摆动 10～15 次；另一组肌肉产生波浪式动作，将食糜向前推进一段距离后就消失了。3～8 小时后，一餐饭差不多加工完毕，小肠将处理后剩下的流汁食物残渣传向大肠。大肠从中提取水分并将水分送回血液。这一点很重要，如果将每天生产的 9 升消化液丢掉，那么你很快就会变成一个干枯的木乃伊。大肠是一个做事不慌不忙的慢性子，提取水分的过程需要 12～24 小时。水分被回收后，留下的那些半固体废料就会形成粪便。

二、肠道——人体的"第二大脑"

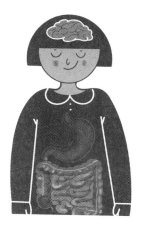

肠道—人体"第二大脑"

中医对肠胃的作用有很传神的描述。胃是"仓廪之官"，是"五脏六腑之海"，食物在其中腐熟转化，以滋养五脏六腑。小肠则是"受盛之官，化物出焉"，将胃接受的腐谷，转化成气血精华。大肠是"传导之官，变化出焉"，大肠传导水津和糟粕，将水津吸入体内，糟粕排出体外。

在人们的想象里，"传导之官"就意味着像抽水马桶一样，只需按一下，所有的东西就会一下子冲走。实际上，肠道是食物的传送带，是一条精密的流水线，除了消化吸收之外，还担负着免疫防卫和神经调控的重要角色。

1. 消化吸收是肠道的天职

小肠就像一个尽职尽责的卫士，确定哪些有益物质需要保留，哪些是废物需要清除体外。通过种种信息，确定为可通过的物质是"食物"，小肠就会放行。如果你吃错了食物，或者是食物中含有某些毒素，小肠就会发出信号，调集更多的肥大细胞，开始"灭毒"反应。这时肠道内就发生或大或小的炎症反应，疼痛、排气、恶心，或者其他的胃肠道不适会相继出现。

食物通过小肠魔术般的消化反应，食物变成了身体细胞可以吸收的物质，如将土豆泥里的糖类转变成葡萄糖。如果没有这一反应，我们所吃的食物直接进入血液，后果将不堪设想。小肠的吸收装置非常精妙，除了吸收面积巨大之外，小肠绒毛襞很薄，其中富含毛细血管和毛细淋巴管，大部分营养物质迅速由毛细血管吸收，直接入血，甘油和脂肪酸则进入毛细淋巴管，通过淋巴循环进入血液。这是肠道有效执行消化吸收的设计——高效率的黏膜吸收和物质运输，堪称消化吸收过程的奇迹。

消化吸收是肠道最基本的工作，人体99％的营养物质都是在肠道被吸收。没有这个消化吸收过程，人体无法获得养分和能量，就像手机没有电、汽车没有油一样，生命活动将停止。

2. 肠道是人体最大的免疫器官

肠道位于身体的深处，然而它是对外界开放的。无数从口腔混入的病菌、毒素以及肠道内的其他有害物质，随时都可能通过血液侵入人体。幸好，肠道有黏膜的保护。黏膜不但可以进行物质的吸收和交换，还覆盖了这些必须与外界交换物质的部位。除此之外，黏膜内配备有强大的免疫系统——淋巴结。如果说肠黏膜是一排盾牌，那么淋巴结就是一队队严阵以待的士兵，随时阻截妄图攻入的敌人。

肠道黏膜的淋巴结在人体内是统一配置的。在我们的身体里，只要有黏膜的地方，就会有淋巴系统加以保护，如鼻咽部位的淋巴组织、气管淋巴组织、泌尿生殖器淋巴组织等。肠道因为面积最大，接触外来物质最多，所以淋巴组织分布最多，全身淋巴结的60％～70％位于肠道，有70％以上的免疫细胞以及免疫球蛋白分布在肠道。肠道免疫系统的精密度超乎想象，它能够辨别有害还是无害，让食物养分通过黏膜时，不会遭到免疫细胞的围攻而引起过敏反应，同时精确地排除病原菌。

所以，有人说，肠道永远是战火纷飞的最前线。每天在你悠闲生活的同时，肠道里都在进行着没有硝烟的战争。

3. 肠道是最大的排毒器官

肠道是人体最大的微生态环境，细菌总数达 100 万亿个。假设每个细菌的直径为 1 微米，那么 100 万亿个细菌排成一列，就会长达 10 万千米，相当于绕地球两周半的长度。这些细菌多存在于小肠道下半部分以及大肠，尤其以大肠内最多。小肠的上半部分很大程度上是没有细菌的，因为强烈的胃酸杀死了大部分的细菌。

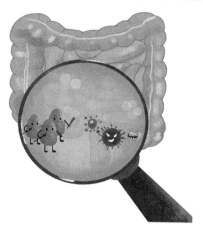

肠道内细菌

肠道内的细菌分为三种，对身体有益的有益菌、危害健康的有害菌和介于两者之间的伺机菌。有益菌以双歧杆菌最广为人知，它可抑制有害菌的增生，并促进维生素的合成。粪便的固体成分中，每 1 克就含有 3000 亿～5000 亿个细菌，占了固体成分的 1/3。粪便恶臭不已，是因为含有吲哚、粪臭素、氨、硫化氢等，这些都是肠内细菌分解食物中的蛋白质而产生的。

人体 90% 以上的毒素都是由肠道排出体外，所以肠道是人体内最大的排毒器官。

基于肠道以上复杂而重要的功能，医学界将肠道称为"第二大脑"，意为肠道对人体健康及寿命有着举足轻重的作用。

三、肠道问题不容小看

既然肠道是人体最大的免疫和排毒器官，清理和排泄着人体代谢后的废物，那么如果肠道发生了问题，后果将如何呢？

1. 肠道也是引发万病之源

（1）可怕的肠道垃圾

即使人体每天都排便，仍然会有一些食物残渣滞留在肠道的皱褶内，日积月累，它们在细菌的作用下干枯、腐败、发酵，并牢牢粘连在肠壁上，形成黑色、恶臭、有毒的肠道垃圾。这些垃圾的坚硬程度可与轮胎相比。长此以往，它们会阻碍人体对维生素及矿物质的吸收。

肠道垃圾的滞留可以对肠道内壁造成恶性刺激，进一步可诱发炎症，甚至痉挛。这种状况会扰乱肠道的吸收作用，加重营养的缺乏。更糟糕的是，此时病菌随之大量滋生，分泌毒素，毒素被机体吸收后会造成机体慢性中毒。这就是获得诺贝尔奖的"自身中毒"学说。

2. 肠道垃圾的帮凶

体内毒素虽然是产生于身体内部，但是与日常生活习惯及外界环境密切相关。俗话说"病从口入"，许多人的饮食方式、饮食结构不合理，如高脂、高糖、高蛋白饮食，喜欢食用熏制、腌制、烧烤、油炸食品，经常饮用烈性酒，三餐不定时，暴饮暴食、吸烟等，这些酸性物质代谢后产生有毒物质较多，促进了毒素的生成。同时，现代社会食品污染越来越严重，食品中广泛存在的防腐剂、添加剂、香精、调料，还有各种各样的食品化学污染，农药、激素的违规添加，更为毒素进入人体大开方便之门。

还有，现代城市里环境恶化，噪声、空气、水污染，杀虫剂、室内装修污染，使我们生活的环境里充斥着大量的毒素、毒气，再加上生活节奏的加快，生活压力大，造成人体垃圾堆积更多、毒性更大。

以上因素最终导致肠道里菌群的失衡，有益菌数量降低，有害菌数量上升。有害菌进入肠道，四处作恶，不但自己分泌毒素，还进一步分解肠道里的食物而产生毒素，加重炎症。当有益菌势力衰退时，有害菌更加猖狂，各种毒素将流传全身。

在内外因素的共同作用下，现在成年人体内的肠道垃圾可达数千克！这些垃圾中含有硫化氢、亚硝酸等 20 多种有害物质甚至是致癌物质，若不能及时清除体外，这些毒素就会被肠道重复吸收，通过血液循环对身体各个器官造成危害，甚至病变。

不要以为肠道问题只会影响肠道本身，小到失眠、疲劳、精神恍惚、皮肤疾病，大到糖尿病、高血压、心脏病、血液病等，可以说，几乎所有的成年疾病，都与肠道健康的恶化密切相关。

2. 衰老由肠道开始

中医对肠道健康的重要性有精辟的论述。唐代医圣孙思邈在《千金要方》中说道："便难之人，其面多晦。"汉朝王充在《论衡》中记述："欲得长生，肠中常清；欲得不死，肠中无滓。"可见古人已经意识到了肠道的恶化可以影响到全身的健康状态。

随着物质生活条件的改善，养生保健成为了人们热衷的话题。的确，只要注重养生保健，寿命可以再提高。那么，养生保健的关键是什么？就是维持肠道的年轻态。其实，肠道也有年龄，肠道年龄是指肠道内各类菌群平衡程度的健康数据。作为反映身体状况的健康数据，它与每个人密切相关。一个正常人的肠道年龄与生理年龄应该相差不大，随着年龄的增长，肠道也会自然老化，但是我们应该避免人为的老化。生活压力、精神紧张、饮食不当、运动不足等都会加速肠道老化，从而加速人体衰老的进程。老年人如果注重胃肠保养，可以拥有二三十岁的肠道，二三十岁的人滥用胃肠，则会拥有七十岁的肠道。

第二章　胃肠疾病，危害健康的"罪魁祸首"

第一节　症状：你的身体会说话

一、腹痛，胃肠病的提前警告

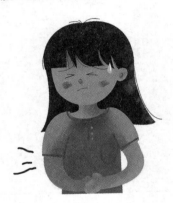

腹痛

腹痛就是腹部的疼痛，俗称肚子痛。引起腹痛的原因大致可分为以下两个方面：

1. 腹内脏器病变所致

如腹内脏器的炎症、穿孔、破裂、套叠、梗阻、肿瘤等。

2. 腹外脏器或全身性病变所致

以胸部疾病所致的放射性腹痛及中毒或代谢性疾病所致的痉挛性腹痛为多见。

发生腹痛自我处理应注意以下几点：

（1）在没弄明白腹痛的原因之前，忌服用止痛药和麻醉药。因腹痛牵涉的范围很广，有些急性腹痛，需要紧急的外科手术处理，如果在没有明确腹痛原因之前，使用了止痛药或麻醉药，则会造成病情仍在进行，而患者却已没有了疼痛感觉的假象，导致诊断困难，贻误病情。

（2）腹痛的病因查清以后，可以在医生的指导下，应用一些解除痉挛的药或止痛药，也可以采用针灸足三里、阳陵泉、太冲、合谷等穴的办法止痛。

（3）老年人由于身体的反应力降低，即使病情严重，也只有轻微的腹痛，要特别予以注意。

以下情况应立即就医治疗：

（1）外伤后出现腹痛。

（2）腹痛原来在中上腹部，但几小时后变为右下腹痛。

（3）左下腹痛，有便意但又解不出大便。

（4）突发剧烈腹痛伴停经 2 个月左右。

（5）腹痛伴发热。

（6）腹痛伴呕吐。

（7）腹痛伴面色苍白、出冷汗、手脚冰凉。

（8）突发的严重腹痛。

因腹痛到医院看病时，一般先到内科就诊，内科医生会根据病情，进行一些必要的检查，如血、尿、大便的常规检查，腹部 B 超检查，腹部或胸部 X 线透视，心电图，等等。如怀疑有外科或妇科情况时，医生会请外科或妇科医生会诊，以明确诊断。

另外，当我们因腹痛到医院看病时，如果能把腹痛的部位、性质、加重或减轻的诱因及伴随的症状清楚地告诉医生，对医生尽快正确了解病情会大有好处。

二、腹胀，难消的胃胀之"气"

腹胀就是肚子有一种胀满的感觉，有些腹胀是仅感觉胃胀，而有些腹胀则是整个肚子都胀。

引起腹胀的原因有很多，常见的有以下几种：

1. 胃肠道积气

正常人胃肠道内有少量气体，X 线腹部平片可看到左上腹部的胃泡中积气为 20～80 毫升，结肠、小肠也有少量积气，但胃肠道积气总量不超过 150 毫升。当咽入胃内的空气过多、胃肠道内细菌产气过多、肺排出二氧化碳障碍、肠道气体不能从肛门排出体外及胃肠穿孔时气体进入腹腔都会发生腹胀。

2. 腹水

正常人腹腔内仅有少量液体，不超过 200 毫升。若腹腔内液体增加，则为腹水。

3. 腹腔内肿物

因肠道内或腹腔内肿物过大，梗阻或压迫胃肠道，使胃肠道内容物通行受阻，气体不能排出体外而引起腹胀。

引起腹胀的疾病很多，常见的有胃扩张、幽门梗阻、肠梗阻、肠麻痹性便秘、吸收或消化不良、胃肠神经官能症、急性肠炎、肠系膜血管栓塞、巨结肠、肝胆系统恶性肿瘤及炎症、卵巢囊肿、腹膜炎、结核、肠结核、呼吸衰竭、心力衰竭、尿毒症、败血症、肺炎、脊椎骨折、脊髓病变、腹腔神经丛病变、某些内分泌疾患、B 族维生素缺乏、结缔组织病、药物等，均可出现腹胀。

对于腹胀，一般可采取以下措施：

（1）热敷腹部，从而刺激胃肠道的蠕动帮助排气。

（2）少吃具有产气、收敛、黏腻的食物，如扁豆、江米、黄豆、莲子、大枣、石榴等；多吃具有理气作用的食物，如萝卜、橘子等。

（3）按摩肚脐周围，按摩时应顺时针方向、逆时针方向各 20 次，如此反复 15 分钟左右。

（4）试用理气和胃的中药，常用的有木香顺气丸、沉香化气丸、舒肝片、四磨饮等。

（5）试用一些助消化的药或促进胃肠蠕动的药，如多潘立酮（吗丁啉）、卡尼汀（康胃素）、胰酶片等，可以缓解腹胀。

以下几种腹胀情况应就医治疗：

（1）腹胀伴有腹痛：当胆囊、胆道、胰腺患病时常有疼痛的感觉。当这些脏器发生病变时，蛋白质、脂肪、碳水化合物（糖类）的正常消化都受到影响，也会引起腹胀。

（2）腹胀严重：腹部肿瘤可压迫肠道致使肠道不通畅，由于肿瘤逐渐长大，导致腹胀加重。患肝脏疾病时，胃肠道的消化吸收功能减退，患者常常会有腹胀的症状，而如果发展为肝硬化，就会产生腹水，腹胀则更为明显。

（3）腹胀严重并伴有呕吐：这种情况常见于因某种原因形成的肠道堵塞，医学上称其为肠梗阻。肠梗阻患者，吃进去的食物、喝进去的水、吞进去的气体、食物发酵产生的气体，还有胃肠道分泌的液体均难以排出去，全部堆积在梗阻以上部位，腹部自然胀得厉害，为了缓解症状，患者自身会产生呕吐反应，机体以此种方式来减少消化道内容物堆积的量。

另外，有些人胃肠道并没有过多的气体，也无腹水及腹部肿瘤，只是因为对气体产生的压力过于敏感，也经常会有腹胀的感觉，但这类腹胀有个特点，当他们聚精会神地做某件事时，腹胀的感觉就会减轻，甚至消失。

三、恶心呕吐，不可掉以轻心

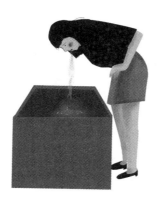

呕吐

恶心是一种对食物反感或是想立即将食物经口吐出的主观感觉。恶心严重者，可有神经功能紊乱的表现，如皮肤苍白、心动过缓或过速、血压下降等。恶心、呕吐可同时并见，亦可单独发生。

呕吐是指将胃内容物经食管、口腔排出体外。呕吐是人体的一种本能，是一种保护性反射，可将已食入胃内的有害物质排出体外。但剧烈、频繁的呕吐，会妨碍进食，使大量胃液丢失，导致水、电解质紊乱及代谢性碱中毒。呕吐剧烈者甚至可发生食管贲门黏膜撕裂而呕血。长期呕吐者常伴有营养不良。呕吐多以恶心为先兆。呕吐中又有有声有物谓之"呕"，有物无声谓之"吐"，有声无物谓之"干呕"或"哕"之别。

恶心、呕吐是胃肠疾病常见的临床症状，引起恶心、呕吐的原因复杂多样，主要有以下几种：

1. 条件反射

日常生活中有许多因素可以刺激呕吐中枢，引起恶心或呕吐，如当我们闻到某些难闻的气味，或见到一些污秽的东西时，会感到恶心，甚至会呕吐；在颠簸的船上，许多人都会发生恶心、呕吐；有时候，不知什么原因，刺激了咽部，也会引起恶心的感觉；还有一部分人，当他们精神过度紧张或疲乏时，也会出现恶心、呕吐的症状。但是所有这些呕吐都不会对身体造成危害，当外界引起呕吐的原因去除后，呕吐很快就会消失。

2. 疾病引起

许多疾病都可引起恶心、呕吐，如胃肠道疾病、食物中毒、药物中毒、脑肿瘤、脑损伤、尿毒症、糖尿病等。

3. 妊娠呕吐

妊娠早期的孕妇常有恶心、呕吐的反应。妊娠呕吐与酒精性胃炎的呕吐常于清晨发生；胃源性呕吐常与进食、饮酒、服用药物有关，常伴恶心，呕后常感觉轻松；喷射性呕吐常见于颅内高压，无恶心的先兆，呕后不感觉轻松；呕吐物如为大量，提示有幽门梗阻、胃潴留或十二指肠淤滞；腹腔疾病、心脏病、尿毒症、糖尿病酮中毒、颅脑疾病或外伤等所致的呕吐，常有相应病史提示诊断。

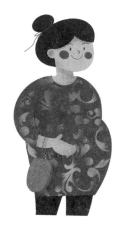

孕妇

　　不同原因引起的呕吐，在临床表现上各有自己的特点。因此在辨别中，除了医生应进行详细、周密且有针对性地病史询问和检查外，患者和患者家属也应做到心中有数，尽量翔实地叙述病情，这对于准确诊断有很大的帮助。

　　恶心、呕吐自我处理应注意以下几点：

　　（1）对于一个呕吐患者，最主要的是分析引起呕吐的原因，再针对原因进行处理，不要盲目止吐。因为饮食不当或误食毒物引起的呕吐，常常带有自我保护的性质，在这种情况下，有时还要采用促发呕吐的办法以达到排毒的目的。常说的中医治疗"八法"中，使患者呕吐的"吐法"就是其一。

　　（2）若呕吐不严重，可试用陈皮3克，白米一小撮，加水熬煎，用姜汁冲服。也可试用生姜嚼服。

　　（3）严重的呕吐，在明确病因的基础上，有时可用一些止吐剂或镇静药，但必须在医生的指导下应用。由于严重呕吐导致的脱水以及钾、钠等电解质的丢失，必须在医院使用静脉注射葡萄糖、生理盐水和其他电解质来纠正。严重呕吐后多损伤胃气，故调理很重要，一方面可服用健脾和胃的中药；另一方面要饮食调养，应先进食一些稀软易消化之物，不要吃生冷、油腻的食品。

四、腹泻，劳神伤胃的烦恼

腹泻是指排便次数多于平时，粪便量增加，含水量增加，有时可伴脂肪增多、不消化食物、黏液、脓血及脱落的肠黏膜等。正常人排便每天 1 次，或隔 2~3 天 1 次，或每天 2~3 次，只要排水量不超过每日 200 毫升，且大便成形，就不应视为异常。腹泻可据病程分为急性腹泻、慢性腹泻。腹泻时间不超过 3 周者为急性腹泻，否则为慢性腹泻。腹泻者往往伴有肠痉挛所致的腹痛。

1. 急性腹泻常见的原因

（1）食物中毒：由于食物被金黄色葡萄球菌、蜡样芽孢杆菌、产气荚膜梭菌、梭状芽孢杆菌、肉毒杆菌等毒素污染，多表现为非炎症性水泻。

（2）肠道感染：肠道感染又分为 5 种。

病毒感染：轮状病毒、肠腺病毒感染时，可发生小肠非炎症性腹泻。

细菌感染：霍乱弧菌和产毒性大肠埃希菌可致小肠非炎症性水泻。沙门菌属、志贺菌属、弯曲杆菌属、小肠结肠炎耶尔森氏菌、侵入性大肠埃希菌、金黄色葡萄球菌、副溶血性弧菌、难辨性梭状芽孢杆菌等可致结肠炎，产生脓血腹泻。

寄生虫感染：梨形鞭毛虫、隐孢子虫感染可致小肠非炎症性水泻。溶组织阿米巴侵犯结肠时引起炎症、溃疡和脓血腹泻。

旅行者腹泻：旅途中或旅行后发生的腹泻，多数为感染所致，病原体常为产毒性大肠埃希菌、沙门菌、梨形鞭毛虫、溶组织阿米巴等。

泻药、高渗性药、拟胆碱药、抗菌药和某些降压或抗心律失常药等。

2. 慢性腹泻常见的原因

（1）消化系统疾病：引起慢性腹泻的消化系统疾病包括肠源性、

胃源性、胰源性和肝胆源性 4 种情况。其中肠源性疾病又分为感染性疾病和非感染性疾病。前者如慢性菌痢、肠结核、慢性血吸虫病等，后者如溃疡性结肠炎、肠息肉、肠癌、肠易激综合征等；胃源性疾病有慢性萎缩性胃炎、晚期胃癌等；胰源性疾病有慢性胰腺炎、胰腺癌等；肝胆源性疾病有肝硬化、阻塞性黄疸以及肝癌等。

（2）内分泌、代谢障碍疾病和某些全身性疾病：内分泌、代谢障碍疾病中的甲状腺功能亢进、糖尿病、慢性肾上腺皮质功能减退等疾病，以及尿毒症、硬皮病、药物或食物过敏等全身性疾病也可导致慢性腹泻的发生。

慢性肠炎的病因确定需要相应的检查，如大便常规、病原菌检查、细菌培养、结肠镜检查以及钡餐透视等。治疗方面，很强调患者的配合，应避免受寒凉或进食生冷、油腻食品。

长期的腹泻可导致营养障碍、维生素 K 缺乏、体重减轻，严重的甚至发生营养不良性水肿。总之，长期腹泻会极大地消耗患者的身体。所以，必须及时检查、确诊，合理治疗。

3. 对于腹泻应采取的措施

（1）增加饮水量。腹泻较重伴有口渴、尿少等脱水的症状，而暂时又没有条件输液补充水分时，可自行配置液体进行口服补液。如可用一般的饮料瓶盖来计量，食盐半瓶盖，白糖 5 瓶盖，再加饮用水 500 毫升。补充液体时间越早越好。

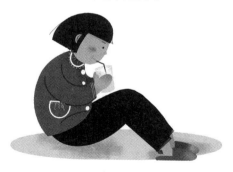

多饮水

（2）未弄清腹泻原因之前，忌随便用止泻药止泻。例如在急性炎症或食物中毒时，腹泻实际上是一种机体的自身保护性措施，可以通过腹泻把细菌毒素和有毒物质排出体外。如果将腹泻止住，毒素将被肠道吸收扩散至全身。

（3）如果腹泻并不是很严重，又暂时不方便到医院去，可以先服用不良反应比较小的消炎药如盐酸小檗碱、诺氟沙星以及中成药藿香正气水、葛根芩连胶囊等进行观察。腹泻期间一定要吃流质或半流质食品，以减轻胃肠的负担，有利于胃肠道的修复。

（4）由传染病引起的腹泻是会传染的，例如细菌性痢疾，这种传染病可通过被污染的食物、水及手经口传播。当发生腹泻时，因自己无法确定腹泻原因，所以在确诊之前，不要与家人或接近的人共用餐具，并注意洗手等个人卫生，防止传染给他人。

（5）慢性持久腹泻的患者可试用茶叶 30 克浓煎，再放红糖，熬到发黑饮用；也可试用生姜、陈茶叶各 9 克，水煎后一次服用，连服数次。平时应多吃高热量但清淡、低脂、易消化、少渣滓并富含维生素的食品，以维持患者的营养，减少肠道的刺激。

五、食欲不振，消化不良的见证

"食欲"是人体的一种想要进食的生理需求，俗称胃口。一旦这种需求低落甚至消失，即称为食欲不振，简而言之，就是没有想吃东西的欲望。

1. 食欲不振的原因

（1）暴饮暴食使胃过度扩张。食物在胃中停留时间过长，轻则造成黏膜损伤，重则造成胃穿孔。

（2）生冷食物。经常吃生冷食物，尤其是睡前吃生冷食物易导致胃寒，出现恶心、呕吐、食欲不振。

（3）睡前饱食。晚餐过饱，必然使胃肠负担加重，胃液分泌紊乱，易出现食欲下降。另外，还可导致肥胖、睡眠不实、结石、糖尿病等。

（4）情绪紧张。在当今快节奏和竞争激烈的社会中，人们容易产生失眠、焦虑等紧张情绪，导致胃内分泌酸干扰功能失调，食欲下降。

（5）饱食后运动。饱食后短时间内剧烈运动会导致胃蠕动增快，继而出现胃痉挛，出现胃部胀痛不适、恶心呕吐、食欲不振，有的甚至可能造成胃扭转。

（6）药物因素。有些慢性疾病需要长期服药，某些药物长期服用可导致药源性味觉障碍。有时也与环境、心理状态、食品的加工等有一定的关系。

（7）过度的体力劳动或脑力劳动。过度的体力劳动或脑力劳动会引起胃壁供血不足，胃分泌减少，使胃消化功能减弱。

（8）酗酒或吸烟。酒精可损伤舌头上专管味觉的味蕾，也可直接损伤胃黏膜，如果患有溃疡病、慢性胃炎，酗酒会加重病情，甚至造成胃和十二指肠穿孔；烟雾对胃黏膜的危害并不小于饮酒，吸烟也会引起慢性胃炎。

（9）怀孕。女性在怀孕初期或使用口服避孕药，也可能导致食欲不振或呕吐。

（10）疾病因素。食欲不振通常会让人联想到肠胃问题，如慢性胃炎、胃迟缓、胃癌等，这些肠胃病症都有可能引起食欲不振。肝病的初期症状也是食欲不振，因肝病而引发的食欲不振通常呈极端化，严重时根本没有食欲，患者的亲朋好友只要稍加注意，即可看出患者对食物的严重排斥。

（11）饥饱不均。胃经常处于饥饿状态，久之会造成胃黏膜损伤。

2. 提高食欲的措施

（1）生活要有规律。现代人的生活、学习、工作和休息的时间难以始终如一，但不管怎样，在进食上必须要做到定时、定量、定质，不能因为繁忙而在饮食上马虎从事，饥一顿、饱一顿对人体健康是无益的。而合理的饮食制度，可成为机体的条件刺激。坚持定时进餐，到了进餐时间，就会产生食欲，分泌多种消化液，利于食物中各种营养素的吸收。

（2）要注意对食物科学地加工烹调。科学地加工烹调食物有助于人体对食物的消化和利用。色彩美丽、香气扑鼻、味道鲜美、造型别致的食物，使人体产生条件反射，分泌出大量消化液，从而引起旺盛的食欲，利于食物消化吸收。另外，正确的食品加工，可以避免食物中的维生素的破坏。

（3）就餐时心情要好。就餐时保持愉快、舒畅的心情，有益于人体对食物的消化和吸收。因此，就餐时应专心，保持愉快情绪，避免考虑复杂、忧心的问题，纠正就餐时争论问题、安排工作的习惯。可适当地以音乐为"佐餐"。

（4）就餐环境要优美。就餐时有一个优美的环境，光线充足，温度适宜，餐桌、餐具清洁卫生等，都能促进食欲。

（5）要戒烟、忌酒。过量饮酒或每餐必饮的习惯一定要戒除。戒烟对提高食欲也是非常重要的。

（6）适量运动。生命在于运动，运动有助于食物的消化、吸收，例如散步、慢跑、打太极拳、练气功、跳舞、游泳等都是胃肠病病者的良好选择。

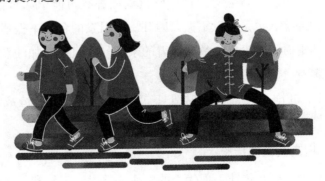

运动

六、胃灼热，胃炎向你靠拢

胃灼热是指剑突下或胸骨后的一种烧灼或发热的感觉，有时呈烧灼样疼痛感，同时伴有反酸的症状，多见于反流性食管炎，亦可见于幽门不全梗阻、消化性溃疡等疾病。

胃灼热是消化系统最常见的不适症状之一。对于多数人来说，产生的原因是由于进食过快或过多。但是，有些人即使非常注意饮食也会经常发生烧心症状，还有一些人在进食某些特定的食物后（如酒、辣椒等）会发生胃灼热现象。这是因为某些食物可以使你的食管下段括约肌松弛或胃酸分泌增多，进食了这样的食物，就会引起烧心。

对于多数人尤其是年轻人，烧心的症状虽然可以很严重，但是常常是一次性的，很少反复发作。但对于很多老年人来说，由于消化系统功能的减退，即使他们非常小心，烧心这种症状也会常常伴随着他们。天气变冷、饭菜稍凉、进食不易消化的食物等，都能引起他们烧心的症状。有资料显示，44％的成年人每月最少有一次胃灼热，经常胃灼热的人患食管腺癌的概率比一般人高出近 8 倍。所以一旦你经常胃灼热，就应引起警惕，及时就医。

胃灼热虽不会像癌症那样威胁到你的生命，但任其发展，久而久之会对你的健康相当不利。要避免胃灼热应注意以下几点：

（1）改变不良饮食习惯，如吃饭不要过快、过饱，吃后不要马上躺下或弯腰。还要尽量少吃或不吃某些食物，如茶、咖啡、糖果、油炸食品、辣椒、烈性酒等。即使这些食物不会引起胃灼热，但它们的刺激性太强，也应当尽量少吃。

（2）多数情况下，胃灼热都是因为胃内容物向食管反流引起的一种刺激性症状，所以在发生胃灼热的时候，可采取头高脚低的体位，使上半身抬高 10°～20°，借助重力的作用，使返回到食管的胃内容物再回到胃里，这样有助于缓解胃灼热的症状。

（3）以上措施不奏效，可以服用一些抗酸药物，如碳酸钙片、氢氧化铝凝胶等。但不宜长期服用，否则会造成便秘或腹泻。

（4）如果胃灼热比较严重，且持续时间长的话，最明智的选择就是就医治疗。

七、便血，胃肠病的常见症

便血是指血随大便夹杂而下，或从肛门而出，或下纯血（鲜血）。便血有两种形式，一种是大便中混有鲜红色或暗红色血液；另一种是血液经过消化液的作用变成咖啡色或黑色与大便混合在一起，此种大便称黑便，也称柏油样大便。

许多胃肠出血的患者，不知道黑便是胃肠出血的征象，虽然黑便多日，仍旧照常上班工作，直到有一天突然晕倒在地，送到医院检查，才发现已有严重贫血。所以，当发现大便是黑色时，不要视而不见，应立即到医院进行检查。

在胃肠道出血量很小时，肉眼往往看不出大便颜色的改变，这时需要做大便隐血试验来确定是否有胃肠道出血。食用过多的肉类、猪肝、动物血、某些中草药以及铁剂、铋剂等，都可导致大便呈暗褐色或黑色；服用酚酞类泻药，在排便后，大便在便池内有时呈鲜红色，但改吃素食或停用上述药物后，大便即恢复正常。这种饮食或药物造成的大便颜色变化不属于便血。大便检查就可排除有无胃肠道出血的可能。

胃肠道的许多疾病都可以引起出血，如食管静脉曲张、胃炎、溃疡病、胆结石、肿瘤、溃疡性结肠炎等。此外，某些急性传染病、寄生虫病、血液疾病等，也可导致胃肠道出血，如伤寒与副伤寒、败血症、白血病、过敏性紫癜、门静脉血栓形成等。

对于便血的调治应注意以下几点：

（1）保持心情舒畅，切勿心境不宽、郁怒动火、烦躁抑郁，否则会使肠黏膜收缩、血行不畅。

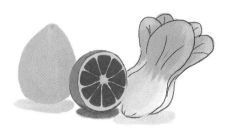

蔬菜水果

（2）调理饮食，多食具有清肠热、滋润营养黏膜、通便止血作用的食品，如白萝卜、生梨汁、芹菜汁、藕汁、黄瓜、菠菜、茄子、苹果、香蕉、黑芝麻等食物。

（3）养成定时大便的习惯，大便以糊状为佳。

（4）忌食油腻、辛热、粗糙、多渣的食物，不吸烟，不喝酒或咖啡。

（5）少做或不做增加腹压的动作，如屏气、下蹲、久立、久坐、久行或劳累过度。

（6）减少性生活，性生活过频会使肠黏膜充血，加重出血。

（7）当血便量较大，颜色为鲜红或暗红色，伴剧烈腹痛、呕吐、头晕、全身无力等症状时，应立即就医治疗，以免贻误病情。患者及其家属都应保持冷静，不要惊慌失措，要消除患者的恐惧心理，缓和激动情绪，在去医院的途中，必须使患者处于静卧的状态。

（8）可用药物治疗，如云南白药，每次 0.3 克，每天 2～3 次，温水吞服；脏连丸，每次 9 克，每天 2 次，温水吞服。

（9）做提肛运动，每天 2～3 回，每回 30～50 次。

（10）按揉腹部，如每天早、晚 2 次按揉腹部，逆时针向、顺时针向各 100 次。

八、呕血，检查治疗为首务

呕血是屈氏韧带以上部位的消化道出血的典型症状，即上消化道出血。上消化道出血是指食管、胃、十二指肠、胃空肠吻合术后的空肠、胰腺、胆道的出血。中医称呕血为"吐血"，以经口吐出或呕出，颜色鲜红或紫暗，伴食物残渣为临床特征。吐血部分病例有胃脘痛史。多由胃热壅盛、肝炎犯胃、气不摄血、胃气上逆、损伤胃络所致。

引起呕血的原因有多种，常见的有食管与胃底静脉曲张破裂、食管炎、食管憩室炎、食管癌、食管溃疡、食管异物、食管贲门黏膜裂伤症、胃及十二指肠溃疡、胃炎、胃癌、胃黏膜脱垂症、胃动脉硬化、十二指肠憩室、十二指肠炎、胆道疾病、胰腺癌、壶腹周围癌、胃肠道血管瘤以及药物所致，如肾上腺皮质激素、水杨酸制剂、抗生素等可致消化道出血。全身性疾病如尿毒症、血液病、应激性溃疡、心血管疾病、结缔组织疾病、钩端螺旋体病等亦可致消化道出血。呕血以消化性溃疡最为常见，其次为急性胃黏膜损害、肝硬化食管静脉曲张、胃癌等。

食管及胃部疾病引起的呕血，多是因静脉曲张、溃疡、肿瘤等引起。胰腺疾病引起呕血的原因可能是胰腺的炎症，肿瘤肿大压迫脾静脉，发生脾静脉血栓，血栓发展累及门静脉造成门静脉高压，食管下端静脉曲张破裂出血。应激性溃疡、服药后引起的呕血，则大多是由急性胃黏膜损伤所引起。

在临床表现上，患者多先有恶心，然后血液从口中呕出，继之有黑色样血吐出。呕出的血液性状取决于出血量及胃内容物在胃内停留的时间，如出血量较少，血液在胃中停留的时间较长，由于血红蛋白受胃酸的作用转化为酸化正铁血红素，则呕吐物呈咖啡残渣样的棕黑色。如果出血量大且在胃内停留时间短，呕出的血液则呈暗红色。

呕血同时可伴有皮肤苍白、身体发凉、出冷汗、乏力、头晕、脉快、心悸等症状，严重者可出现脉搏细弱、呼吸加快、血压下降、休克等症状，一旦有休克发生，说明失血量在 1000 毫升以上，检查血常规可发现红细胞数和血红蛋白量急剧减少，这时应及时抢救，否则会有生命危险。

呕血时，患者和家属不要惊慌失措，最重要的是镇静，让患者平卧休息，不要顾虑太多，别紧张，注意防止吐出来的血呛到气管里。患者如果呕吐的是咖啡样液体，量也不多，那么就不会有太大危险；如果患者呕吐大量鲜血，则应马上将其送医院。总之，要密切注意患者的病情，如面色如何、脉搏快慢、精神状况、手脚是否凉、是否出冷汗等，发现呕血应立刻到医院检查、治疗。

九、便秘，侵袭健康的"百病之源"

便秘是大便秘结不通，排便时间延长，或欲大便而艰涩不畅。便秘对大家来说并不陌生，是一种比较常见的疾病，因而也是最容易忽视的病症。在日常生活中，大多数人认为多喝点水，吃些祛火的药或食物，便秘便迎刃而解。实际上，便秘是典型的肠道运动不正常而导致的症状。它的后面，可能是很可怕的疾病。所以医生常把便秘称作"百病之源"。如果患有便秘，会引起人们心烦意乱，注意力涣散，影响日常的生活与工作，同时，还会给人们带来这样或那样的疾病。

便秘引起肛周疾病如直肠炎、肛裂、痔等，因便秘时排便困难、粪便干燥，可直接引起或加重肛门直肠疾病。还可形成粪性溃疡，严重者可引起肠穿孔。也可发生结肠憩室、肠梗阻、胃肠神经功能紊乱。长期的便秘可使肠道细菌发酵，而产生的致癌物质刺激肠黏膜上皮细胞，导致异形增生，易诱发癌变。

便秘如此常见，危害如此大，那为什么会便秘呢？便秘的原因有哪些？常见的导致便秘的原因主要有以下几点：

1. 饮食

长期饮食不规律，摄取的营养不均衡，粗纤维食物摄入量不足，还有饮水不足。多吃些菜和粗粮，建议多喝水，特别是早上起床后。

2. 运动

久坐不动，肠道肌肉就变得松弛，蠕动功能减弱。特别是女性腹肌天生较弱，送便排出的力量小，因此容易出现便秘。建议多扭动腰腹部，每天用手揉腹部 10 分钟。

3. 情志

过度劳累、精神紧张会抑制肠蠕动和消化液分泌，引起便秘。建议多休息。

4. 习惯

工作紧张忙碌，或时间紧迫，有了便意也不及时排便，会导致直肠感觉神经变得迟钝，出现习惯性便秘。建议定时大便。

5. 药物

长时间或经常服用抗生素或其他药物后，这些药物破坏了肠道内有益菌，容易引起消化不良，导致便秘。建议用黄金双歧因子肠内增殖双歧杆菌，以防治便秘。

便秘分为两种，一种是功能性便秘，主要是因为饮食、生活习惯和药物等原因引起的；另一种是器质性便秘，主要归因于直肠及肛肠疾病所致。对于一些便秘特殊情况，应尽快就医诊治：

（1）排便异常艰难时。

（2）伴有腹痛或肛痛时。

（3）大便带血时。

（4）便秘且粪便形状变细时。

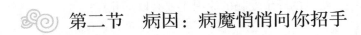

第二节　病因：病魔悄悄向你招手

一、不良饮食为胃肠病打开门

人体生命活动的维持靠饮食摄取营养。好多人都不注重饮食习惯，把美食只当作味觉上的享受，其实当你们在享受美食的同时，也无意间破坏了自己的"健康长城"。据统计，由于人们不良的饮食习惯，胃肠病的发病率越来越高，全国胃肠病患者总人数近 3 亿，病情严重的长期受胃肠病困扰和折磨，严重影响生活质量，甚至危及生命。让我们看看哪些不良生活饮食习惯会导致胃肠道疾病。

1. 饮食不规律

胃肠之所以生病，不好好为我们服务，主要原因是我们对它太不尊重。而生活中好多人，特别是上班的年轻族让胃肠时常处于饥饱失常、暴饮暴食、挑食偏食的工作状态，让胃肠没有固定的作息时间。饥饿时胃中空空，胃黏膜分泌的胃酸和胃蛋白酶伤害胃壁，导致急、慢性胃炎或溃疡发生。暴饮暴食会使胃壁过度扩张，长此以往，造成急、慢性胃炎或溃疡，甚至发生急性胃扩张、胃穿孔。挑食偏食极易造成营养不良，身体免疫力下降，也就为胃肠病建立了良好的平台。

2. 饮食口味重

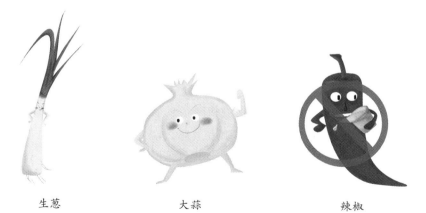

生葱　　　　　　大蒜　　　　　　　辣椒

好多人都喜欢味觉带来刺激的感觉，经常吃辣椒、生葱、大蒜等辛辣食物，这些食物容易引起胃炎。有的人则喜欢吃咸的，或甜的，或酸的；有的人喜欢浓茶、浓咖啡、酒等，这些都能刺激胃酸的分泌，使胃黏膜发生物理损伤，导致胃肠病。

3. 饮食不健康

超市中常常看到一些不利于健康的食物，穿着华丽的包装，打着"健康"的旗号，迷惑着人们的眼睛。如一些咸菜、酸菜、腌肉、腌鱼，还有一些美味的油炸食品，这些食物中含有大量的致癌物质；有些人的饮食中摄取过多的高脂肪，不但能够引起便秘，脂肪还可促进肝脏中胆固醇和胆酸的合成，经肠内细菌作用转变成有致癌作用的代谢物。有的人喜欢吃过冷的饮食，常导致胃炎发生；过热的饮食习惯可致胃和食道黏膜充血水肿，上皮细胞坏死，引起食道炎和胃炎。

4. 饮食不卫生

大街上经常看到火爆的"毛蛋"生意，好多人都喜欢吃；也有人喜欢吃生或半生的食物；不经意间我们还会吃到被污染过的食物。殊不知这些食物中含有的大量有害细菌正在侵蚀你的健康，常常引起过敏和中毒，损害胃黏膜，引起胃肠病。

"千里之堤，毁于蚁穴。"饮食千万不可掉以轻心，只有健康饮食，才可以保护胃肠，捍卫身体健康。

二、情绪，胃肠病的"领舞者"

日常生活中人们常有这样的体会：当情绪低落、精神萎靡时，茶饭不思；而情绪高涨、心情愉快时，食欲倍增。事实上，胃肠功能的改变是人体情绪变化的晴雨表。那么，人的情绪变化又是如何影响胃肠功能的呢？动物试验发现：当猫面对着咆哮的狗时，胃肠道运动就停止了，胃酸分泌也会发生变化。这说明情绪变化对胃肠功能的影响很大。

临床工作中常常发现，某些突发事件、家庭和工作单位人际关系的紧张、工作压力增加等导致的疲劳、焦虑和心情抑郁，可使溃疡病发病率明显升高。在苏联卫国战争时期的斯大林格勒保卫战时，溃疡病的发生率明显增加就是很好的例子。功能性消化不良患者的发病也常常与情绪变化有关。神经性呕吐也说明情绪变化可影响胃肠功能。

很多少女为了追求身体苗条而盲目节食，最终导致厌食、进食后呕吐、便秘、体重减轻，甚至闭经。进一步的胃肠动力学检查发现，胃内食物向肠道排出也明显减少，甚至肠道的食物反流到胃内。当然其他精神刺激也可导致神经性呕吐。值得指出的是，某些非科学性误导和医务人员的不当解释也常常可加重或诱发胃肠疾病。如对某些所谓的癌前病变的错误解释和过分夸张，常常使许多患者感到恐惧，终日惶惶不安，多方奔走求医，甚至不听其他医务人员正确合理的解释，而导致其胃肠道疾病的症状加重，以至无药可治。

三、是药三分毒，胃肠"吃不了兜着走"

古人云："是药三分毒。"因为只要是服用的药物均要通过胃肠系统进行消化和吸收，才能达到治病的效果，人体内胃、肠则是受到药物的刺激及损害的重要器官。据临床资料证明，因用药不慎而导致的胃肠病约占胃肠病总人数的 1/3，而且呈逐年递增趋势。

生活中，好多人把人参、党参、黄芪等滋补药当"饭"吃，他们固执地认为"补药无害，多多益善，有病治病，无病强身"，其实这是对补药的误解。滥用乱服补药同样也可以导致毒副作用。例如，有些人乱服人参后，出现胃胀、头痛、头晕、盗汗、血压升高等症状，这就是医生常说的"人参综合征"。即使病好后，很长时间人也会食欲不振，没有胃口。所以，补药也不能随便滥用，无病照样伤身。

西药对胃肠的危害，在生活中更为常见。如阿司匹林、吲哚美辛、保泰松等非甾体消炎药物可引起胃黏膜糜烂，会给人们留下慢性胃病的病根。治疗便秘常用的泻药或灌肠，这些治疗方法一般都会起到暂时的效果，长时间使用可能会造成胃肠功能紊乱。还有常用的如利血平、水杨酸类和糖皮质激素等药物，它们能够损害胃黏膜，降低黏膜的抵抗力，刺激胃酸的过度分泌，导致溃疡病的发生。

一般来说，胃病患者必须服用药物的话，最好在医生的要求、指导下使用，尽可能减少药量，缩短疗程。人们常说："药补不如食补，食补不如动补。"身体的健康源自于生活中的每一个细节，良好的生活习惯可以让我们远离药物的伤害。

四、口腔生病，胃肠健康难守卫

有不少人吃起食物来，总觉得没滋没味，没有食欲。其实，这除了与消化系统问题、营养摄入状况、咀嚼功能有关外，口腔卫生也对消化和食欲起着重要的作用。

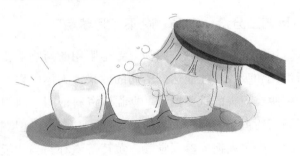

口腔卫生

临床发现，一些人口腔不清洁，牙齿上积累了大量食物残渣，舌苔也很厚，口腔中有异味。这些人在品尝食物时，对食品的滋味不是很敏感，因此会造成食欲不振。此外，当人在对食物感到索然无味的同时，自然就会缩短咀嚼时间，唾液的分泌量就会减少，食物无法得到充分的消化，容易引起消化不良。长此以往，作为食物消化第一关的口腔功能缺失，会让胃肠的消化压力大大增加，并影响消化系统的功能。

医学研究表明，人群中幽门螺杆菌的传染率大致为50%，幽门螺杆菌算是消化性溃疡的头号杀手。不洁净的口腔中和污染的牙刷上暗藏着大量的幽门螺杆菌，幽门螺杆菌随着唾液和食品进入胃中，侵入胃黏膜后，引发胃炎、胃溃疡。

因此，刷牙并不只是保护牙齿，也对消化系统起到重要的作用。医生建议，在刷牙的同时，也要保持舌面的清洁，特别是患有慢性胃炎的人，更应留意口腔卫生。

五、吸烟过量，胃病雪上加霜

吸烟对人体健康有很大的危害，吸烟能引起肺癌已是众所周知的事实。你知道吗？吸烟还会伤害你的胃。吸烟会加重胃炎、溃疡病的病情，不利于胃炎、溃疡病的康复。

1. 吸烟可引起味觉功能障碍和食欲减退

当我们进食时，食物作用于舌头表面主管味觉的味蕾，就可使人感觉到食物的滋味。而长期吸烟的人，由于烟雾直接经过口舌，在香烟中烟碱的反复刺激下，舌表面的味蕾会逐渐被破坏掉，从而产生味觉缺失，表现为进食时感觉不到食物的滋味，就不能有效地刺激大脑中的食欲中枢，于是便产生了食欲减退。

2. 吸烟会引起反流性食管炎

香烟中的主要成分尼古丁，就有作用于迷走神经；使下食管括约肌松弛的作用。含胃酸和胃蛋白酶的胃液容易反流进食管，刺激并损伤食管黏膜，引起食管炎。

3. 吸烟能引起慢性胃炎和消化性溃疡病

香烟中的尼古丁能作用于迷走神经系统，使胃肠的功能活动紊乱，使胃与小肠的接口处即幽门括约肌松弛，胆囊收缩，其结果是碱性的胆汁、肠液容易反流入胃，刺激、损伤胃黏膜，从而产生慢性胃炎和消化性溃疡。

4. 吸烟可破坏肠道功能

吸烟还可使肠道运动功能紊乱，造成蠕动亢进或抑制，加重腹泻或便秘的症状。

5. 吸烟会引起反流性胃炎

香烟中的尼古丁，能够作用于神经，使幽门括约肌松弛，胃运动功能失调，增加胆汁的分泌，从而使胆汁及十二指肠液反流入胃，引起反流性胃炎。特别是饭后吸烟更为严重。

6. 吸烟能够引起胃炎和溃疡

吸烟会增加胃的蠕动，促进胃酸分泌，过多的胃酸对胃黏膜有损害作用，使胃黏膜屏障功能受损，易发生胃炎和溃疡等病变。另外，胆汁中的胆酸对胃黏膜有很大的损害作用，会引起胃黏膜糜烂和出血。所以，长期吸烟的人，容易发生糜烂性胃炎、萎缩性胃炎和溃疡病。据统计资料表明：每天吸 10 支烟的人有 20％～30％的概率患有胃炎，每天吸 20 支烟的人有 40％的概率患有胃炎。

7. 吸烟导致胃肠功能紊乱

吸烟会使人食欲不振、恶心，烟中的有毒物质可以使胃黏膜的血管收缩，还会引起胃的酸碱度平衡失调，导致胃功能发生紊乱。同时，吸烟还会造成肠道蠕动亢进或抑制，加重腹泻或便秘的症状，肠道运动功能紊乱。

8. 吸烟容易引发胃癌

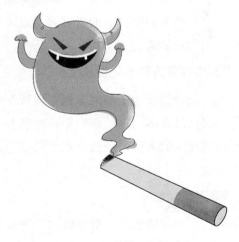

吸烟

烟草中除含有二级胺、二乙胺等胺类物有毒物质，还可以在体内合成亚硝酸基正尼古丁和亚硝基假木贼碱。众所周知，亚硝类物是致癌的重要物质，对许多种癌症有明显的促发作用。加之吸烟又能降低人体的免疫力，所以吸烟是引发多种癌症的祸根。调查发现，在吸烟人群中胃癌的发生率为 0.193％，在不吸烟的人群中为 0.043％。所以说，吸烟对胃癌的发生也有较为明显的促发作用。

六、盲目减肥，肉没减掉，落下一身毛病

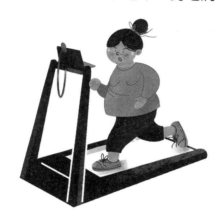

减肥

从古时候的"以肥为美"到如今的"骨感美当道"，随着人们审美观念的转变，拥有性感苗条的身材也成了每个爱美女人毕生的追求。为了达到公认的标准身材，很多爱美人士可谓是使出了浑身解数，疯狂地节食，疯狂地运动，尝试了各种减肥的药物。最后不但没有达到预期的减肥效果，肉没减掉，反而落了一身的毛病，诸如内分泌紊乱、抵抗力下降、身体虚弱等一系列的毛病。减肥运动反而演变成一场伤胃的运动。

1. 节食减肥

减肥人士认为：食物是肥胖的万恶之源。现在年轻女性为了减肥，极端地限制自己的食量，日子一长，食欲就会逐渐减弱，有时面对桌上的山珍海味，也会毫无食欲。人就会骨瘦如柴，显得有气

无力，胃肌肉的紧张性减弱，胃的运动功能下降，很难顺利进行食物的消化，这便是胃弛缓症，最后瘦身演变成了胃弛缓。

2. 运动减肥

有些人吃完饭就急于运动，认为通过运动可以及时消耗掉食物的热量，可预防食物的热量过多地转化成脂肪。其实这是非常不科学的做法，因为在吃饭后，全身血液会流动到胃来助消化。如果剧烈运动，血液会分散到运动部位，导致消化不良，使食物长时间停留在胃中，而且运动会使沉重的胃上下颠簸，容易引起胃下垂。

3. 吃药减肥

在这个以"瘦"为美的时代，为了满足人们的需要，减肥药物便横空出世，市面上的减肥药物琳琅满目。很多女士都想轻松减肥，被夸大的广告效果所迷惑，却忘记了药物的危害性和不良反应。减肥药中大多数都含有利尿药、泻药和膨胀剂，长时间服用这些药物对身体都有这样或那样的危害，特别是对胃黏膜，胃酸的分泌和胃的运动等危害更为直接和严重。往往减肥不成功，却多出来了胃病，那就得不偿失了。

对于当代加入减肥潮的女士们来说，减肥一定要用科学的方法：结合肠胃消化的时间合理地饮食，适当地运动。另外，可以运用经络减肥方法。这样才能做到减肥而不减健康。

七、失眠，胃不和则卧不安

《黄帝内经》中说："胃不和则卧不安。"这是说有胃肠病的人大多数会休息不好，容易失眠。由于工作压力大、生活规律紊乱所导致的胃肠病患者越来越多，而由此导致的失眠症状也是困扰人们的一大难题。那么，肠胃病和失眠有什么关系？

肠胃不好和失眠有着密切的关系，并且这两者之间互相影响。失眠一般会使自主神经功能紊乱，会让人变得急躁、恐惧、紧张、注意力不集中等。而长期睡眠不足就会使人体免疫力下降，造成食欲不振、消化不良等胃肠不适症状，这样就必然导致胃肠紊乱。反之，胃不和则寝难安，寝难安反过来会加重胃不和的症状。

由肠胃病引起的失眠，吃一般的安眠药都无法带来有效的睡眠，即使一夜吃十几片也没有想要的效果。难道我们就束手无策了吗？让我们看看有什么更好的方法来对付由肠胃病引起的失眠。

（1）每天早、晚按摩5分钟的肚子，从上往下推，能够排除肠胃的垃圾、浊气、浊水。

（2）不吃或少吃凉性食物，如水果、绿豆等。

（3）由肠胃不好引起的失眠，可以喝柑橘蜜。柑橘蜜具有调和肠胃，帮助排气，增强食欲，安抚神经，有助于睡眠的作用。

八、过度劳累，胃肠病的幕后凶手

著名导演、画家陈逸飞去世的病因是过度劳累导致的胃出血。

现在，不管是从事体力劳动还是脑力劳动，好多人都熬夜加班、起居无常，长时间过度劳累便会引起消化器官供血不足，胃黏膜分泌失调，从而引起胃病。对于慢性胃肠病患者来说，这些都有可能加重其病情。

过度的脑力劳动使大脑神经持续兴奋，会抑制其饥饿中枢，同时引起交感神经兴奋、迷走神经抑制，进而可产生腹胀、食欲不振、消化不良以及腹泻、便秘等，加重病情。中医学也认为，过度思虑会伤脾气，导致脾气郁结、脾胃功能失调。

过度的体力活动可使人体胃肠道系统的免疫抗病能力和代谢能力下降、应激反应失调，有慢性胃肠道疾病的患者在此种情况下，很容易诱发加重病情。中医学也认为，形体劳累可先伤人体的元气，进而损伤脾气，引起脾虚气弱。

因此，应该劳而有度、劳逸结合、脑力劳动和体力劳动相结合。脑力劳动者在稍觉大脑疲倦时，应该起来适当做些活动。散散步、做做操，对于脑力的恢复和神经的调节很有好处；体力劳动不宜进行过长时间，体育锻炼和其他活动也不宜过于剧烈。

九、熬夜，胃肠疾病有机可乘

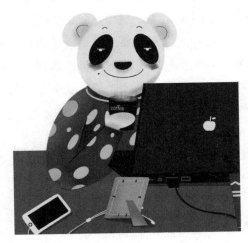

熬夜

人们常说："早睡早起身体好。"现代生活的多元化，使越来越多的人加入了"夜猫子"大军。无论是加班、应酬，还是网游、泡吧，或者只是单纯地在家看电视，使许多人睡得越来越晚。跟随着"晚睡"这种时尚的潮流，乐在其中的你是否发现你的体力、抵抗力和精力都在下降呢？聪明的你是不是意识到：熬夜，肠胃伤不起啊！

熬夜已经成了一种社会常态，尤其是年轻人群。根据人体生物钟。晚上11点到凌晨1点，是身体造血的最佳时间，需在熟睡中进行。如果此阶段的睡眠无法保证，长时间下去，人体就会气血不足，自然会滋生百病，而胃肠就会首受其害。另外，长期熬夜会导致交感神经兴奋，胃黏膜血流量明显减少，从而导致胃肠道严重缺氧，造成胃肠黏膜损伤，引起胃痛等不适症状。此外，长期熬夜的人长时间处于应激状态，体内各种激素的分泌量比正常的人要高出一半，尤其是肾上腺素和去甲肾上腺素，它们的大量分泌极易导致血管收缩，从而导致细胞突变，使各种疾病有机可乘。

20点以后进食被称为"夜宵"。熬夜者很容易感到疲劳，而吃夜宵可谓熬夜者的一大活力来源。但夜宵之后可能对胃有引爆的危机，让人不得不担忧。人的胃黏膜上皮细胞的寿命很短，平均 2～3 天就要更新再生一次。这个过程，一般是在夜间胃肠道休息时进行的。如果经常吃夜宵，胃肠道就得不到休息，胃黏膜的修复就很难顺利进行。而且吃的夜宵在睡眠状态会长时间停滞在胃中，可促使胃液的大量分泌，对胃黏膜造成刺激，久而久之，易导致胃黏膜糜烂、溃疡，容易引发胃癌。

如果不得不熬夜时，事先、事后做好准备和保护是十分必要的，至少可以把熬夜对身体的损害降到最低。给大家提几条保护好肠胃小建议。

1. 保证好晚餐的营养

熬夜工作时就要提前给大脑补足营养。补脑健脑的最佳产品莫过于鱼类、豆类。同时，熬夜过程中要注意补水，可以饮用既补身又泻火的茶，如枸杞大枣茶、菊花茶。

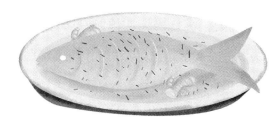

鱼

2. 最好推迟晚饭时间

把晚饭推迟到晚上八九点，在熬夜的时候就不会感到太饿，可以不用吃夜宵，也就避免了对胃的刺激。

3. 准备好健康夜宵

夜宵中最好喝点含有有益菌的酸奶，酸奶中的双歧杆菌等能抑制某些有害细菌的繁殖，对肠胃有净化、调理的作用。另外，熬夜对眼睛的伤害极其严重，最好吃点蓝莓，蓝莓中的蓝色素——花青素可以促进眼部血液微循环，维持正常眼压，缓解视力衰退。

十、因地而异，胃肠疾病与环境关系密切

环境因素对胃肠病影响也很大。大肠癌有明显的地理分布差异，如大肠癌的高发病国家有美国、英国、加拿大、澳大利亚等国；而哥伦比亚、斯里兰卡、泰国等国家则发病率低。如果发病率低的国家居民移居到发病率高的国家后，第一代时大肠癌的发病率就有上升趋势，到第二代就基本与当地人相一致，"入乡随俗"了。这说明了大肠癌的发病随环境的变化而变化。胃癌在不同地区的发病率存在着明显差异。一般认为与环境因素关系最大。如日本是胃癌高发国家，美国则胃癌发病率很低。在美国第二、第三代日本移民，由于生活环境的改变，胃癌的发病率也逐渐下降。我国胃癌的发病率，各省区之间的差别也相当悬殊，病死率高的青海（40.62/10 万）与病死率低的广西（5.16/10 万）之间，相差 7.9 倍。

十一、家族病史，慢性胃炎遗传倾向明显

多数人认为遗传因素在胃癌发病中的作用比较肯定，因为胃癌有明显的家族聚集性，一般认为胃癌患者亲属中胃癌的发病率比对照组高 4 倍。

有很多佐证表明，溃疡性结肠炎与遗传因素有关。如发病率的种族差异，患者的直系血缘亲属和双胞胎中的单合子者容易患病。据统计大约有 10% 的大肠癌患者是通过遗传患病的。我国曾报道了一个家族祖孙三代中有 7 人患大肠癌，发病年龄较一般患者年轻，部位都发生在曲端结肠，并有"多发癌"存在。这种现象称为"癌症家族综合征"。

慢性胃炎也有明显的遗传倾向，例如父母患有慢性胃炎，其亲生子女也容易患病，危险性为正常人的 20 倍。慢性胃炎的发病有明显的家族聚集现象，一家人常有几个人同时患有慢性胃炎。胃体胃炎即 A 型胃炎的遗传性更强些。一些溃疡病患者有明显的家族

史。溃疡病患者的父母和子女中溃疡病的发病率相当于一般人群的3～5倍。现已普遍认为O型血的人十二指肠溃疡的发病率比其他血型者高35％左右。

第三节　检测：胃肠疾病常用的"测量仪"

一、粪便检查

正常粪便由已消化的和未完全消化的食物残渣、消化道分泌物、大量细菌、无机盐和水分等组成。粪便检查对了解消化道及与消化道相通的肝、胆、胰等器官有无炎症、出血、寄生虫感染等疾病，了解胰腺及肝胆系统的消化与吸收功能状况有重要价值。

1. 粪便检查的内容

在日常生活中，我们可以根据粪便形状的改变而判断自己是否患了消化道疾病。以下就是一些常见的粪便形状改变。若发现有以下改变，应及时就医。

（1）量

正常人大多每天排便一次，量为100～300克，随进食量、食物种类及消化器官功能状态而异。摄食细粮及以肉食为主者，粪便细腻而量少，进食粗粮及多食蔬菜者，因膳食纤维多使粪便量增加。胃、肠、胰腺有炎症或功能紊乱时，因炎症渗出、分泌增多、肠蠕动亢进及消化吸收不良使粪便量增加。

（2）颜色与性状

正常成人的粪便排出时为黄褐色圆柱形软便，婴儿粪便呈黄色或金黄色糊状便。久置后由于粪便中胆色素原被氧化可致颜色加深，病理情况可见如下改变。

1）稀糊状或水样便。常因肠蠕动亢进或肠黏膜分泌过多所致，见于各种感染性和非感染性腹泻，尤其是急性肠炎，服导泻药及甲状腺功能亢进等症。小儿肠炎时由于肠蠕动加快，粪便呈绿色稀糊状，大量黄绿色稀汁样便，并含有膜状物时见于伪膜性肠炎。艾滋病患者伴发肠道隐孢子虫感染时，可排出大量稀水样粪便，副溶血性弧菌食物中毒，排出洗肉水样便。出血坏死性肠炎排出红豆汤样便。

2）黏液便。正常粪便中的少量黏液因与粪便均匀混合不易察觉。若有肉眼可见黏液说明其量增多。小肠炎症时增多的黏液均匀地混于粪便之中；大肠病变时因粪便已逐渐形成，黏液不易与粪便混合；来自直肠的黏液则附着于粪便的表面，单纯黏液便的黏液无色透明，稍黏稠，脓性黏液便则呈黄白色不透明，见于各类肠炎、细菌性痢疾、阿米巴痢疾等。

3）脓性及脓血便。当肠道下段有病变，如痢疾、溃疡性结肠炎、局限性肠炎、结肠或直肠癌常表现为脓性及脓血便，脓或血的多少取决于炎症类型及其程度，阿米巴痢疾以血为主，血中带脓，呈暗红色稀果酱样；细菌性痢疾则以黏液及脓为主，脓中带血。

4）冻状便。肠易激综合征患者常在腹部绞痛后排出黏冻状、膜状或纽带状物，某些慢性菌痢患者也可排出冻状便。

5）鲜血便。直肠息肉、直肠癌、肛裂及痔疮等均可见鲜血便。痔疮时常在排便之后有鲜血滴落，而其他疾病则鲜血附着于粪便表面。

6）黑便及柏油样便。成形的黑色便称黑便，稀薄、黏稠、漆黑、发亮，形似柏油称柏油样便。见于消化道出血。

7）白陶土样便。见于各种原因引起的胆管阻塞，使进入肠道的胆红素减少，以致粪胆素相应减少。

8）米泔样便。粪便呈白色淘米水样，内含有黏液片块，量大、稀水样，见于重症霍乱、副霍乱患者。

9）细条状便。排出细条状或扁片状粪便，则可能患有直肠狭窄，多见于直肠癌。

10）羊粪样便。粪便干结坚硬呈圆球状或羊粪状，有时粪球积成便条状便。常因习惯性便秘，粪便在结肠内停留过长、水分被过度吸收所致，多见于老年人及经产妇排便无力者。

11）乳凝块。小儿粪便中见有黄白色乳凝块，亦可见蛋花汤样便，一般为脂肪或酪蛋白消化不全，常见于婴儿消化不良及婴儿腹泻。

（3）气味

正常粪便因含蛋白质分解产物，如吲哚、粪臭素、硫醇、硫化氢等而有臭味，肉食者味重，素食者味轻。患慢性肠炎、胰腺疾病、结肠或直肠癌溃烂时有恶臭；阿米巴肠炎粪便呈血腥臭味；脂肪及糖类消化或吸收不良时粪便呈酸臭味。

（4）寄生虫体

蛔虫、蛲虫及绦虫等较大虫体或其片段肉眼即可分辨，钩虫虫体须将粪便冲洗过筛方可见到。服驱虫剂后应查粪便中有无虫体，驱绦虫后应仔细寻找其头节。

（5）结石

粪便中可见到胆石、胰石、胃石、粪石等，最重要且最常见的是胆石，常见于应用排石药物或碎石术后。

在医院里，常见的还有一些借助医疗设备进行的粪便检查：如显微镜检查、隐血实验检查、细菌学检查等。

2. 粪便检查的意义

粪便检查是临床常规检验项目之一，方法简单，操作方便，对肠道传染病、肠道寄生虫病、胃肠道及附属腺体的消化吸收功能、消化道肿瘤的筛选检查及黄疸的诊断与鉴别诊断均有一定应用价值。

（1）肠道感染性疾病

粪便检查是急、慢性腹泻患者必做的实验室检查项目，诸如肠炎、细菌性痢疾、阿米巴痢疾、霍乱、副霍乱、伪膜性肠炎、肠伤寒等，除一般性状观察外，粪便涂片及培养有确立诊断及鉴别诊断的价值。如粪便呈果酱样、恶臭，涂片镜检有红、白细胞，但以红细胞为主，若找到溶组织阿米巴滋养体，则可确诊为阿米巴痢疾。

（2）肠道寄生虫病

如蛔虫病、钩虫病、鞭毛虫病、蛲虫病、姜片虫病、绦虫病、血吸虫病等，粪便涂片找到相应虫卵即可确诊。

（3）消化吸收功能过筛试验

慢性腹泻患者常规的粪便镜检，若有较多淀粉颗粒、脂肪小滴或肌肉纤维等，常提示为慢性胰腺炎等胰腺外分泌功能不全疾病。可进一步应用放射性核素技术，做脂肪消化吸收试验、蛋白质消化吸收试验或糖类消化吸收试验。

（4）消化道肿瘤过筛试验

粪便隐血持续阳性常提示为胃肠道的恶性肿瘤，间歇阳性提示为其他原因的消化道出血，可进一步做内镜检查或胃肠 X 线钡餐（剂）摄片。粪便涂片找到癌细胞可确诊为结肠、直肠癌。

（5）黄疸的鉴别诊断

大便为白陶土色，大便常规检查中粪胆原定性检查阴性，定量检查低于参考值低限，提示为阻塞性黄疸；反之，粪便深黄色，粪胆原定性阳性，定量超出参考值上限，提示为溶血性黄疸。

3. 留取大便时的注意事项

粪便标本的采集方法直接影响检查结果的准确性。通常采用自然排出的粪便，标本采集时应注意以下事项：

（1）粪便标本务必新鲜，不可混入尿液，盛器应洁净干燥，如做粪便细菌学检查应采集于消毒的容器内。

（2）采集标本时应用干净竹签挑取粪便含有黏液或脓血部分，外观无异常的粪便应从粪便的表面不同部位、深处及粪端多处选取。

（3）一般检查留取少量粪便即可，但至少需花生仁大小，如做集卵检查需留取鸡蛋大小粪便，如孵化血吸虫毛蚴最好留全部粪便。

（4）检查痢疾阿米巴滋养体应于排便后立即送检，从脓血和稀软部分选取，寒冷季节标本送验及检查时均需保温。

（5）检查蛲虫虫卵时需用透明薄膜拭子于清晨排便前向肛门周围皱襞处拭取并立即送检。

（6）做化学法隐血试验时，应于前三天禁食肉类及含有动物血的食物，并禁服铁剂及维生素 C，否则易出现假阳性。

（7）无粪便而又必须检查时，可经肛门通过指诊采集粪便，灌肠或服油类泻剂的粪便因过稀或混有油滴而不适合做检查标本。

二、胃液分析

1. 胃液检查的项目及意义

临床上医生经常建议有胃病的患者做胃液检查。有些患者会问，为什么胃镜检查还不够，还要做胃液检查？下面就简要地介绍胃液检查的意义何在。

胃液分泌有三个主要作用：①启动蛋白质的消化；②将摄入的食物进行物理与化学的预处理，合成一种能适应小肠消化的混合物；③分泌的内因子能增进维生素 B_{12} 在小肠内的吸收。胃黏膜具有复杂的分泌功能，胃液是由胃壁黏膜各种细胞分泌物组织成的液体。人的纯净胃液是一种无色透明酸性液体，其成分有无机物，如盐酸、钾、钠、碳酸氢盐等；有机物有胃蛋白酶原、凝乳酶、内因子、分泌素、黏蛋白等。

胃液分析可以了解胃的分泌、运动和消化功能，还可协助检查与胃液成分改变有关的疾病，如恶性贫血等，是临床上多年来研究与诊断胃肠疾病的重要手段。

（1）胃液一般性检查

1）正常参考值：正常胃液清晰无色，量为 10～100 毫升，平均 50 毫升，有轻度酸味，含少量黏液。

2）临床意义：包括色、量、味、黏液等项。①色。胆汁反流时胃液呈蓝色或草绿色；胃内新鲜出血的胃液呈鲜红色，陈旧出血的胃液是咖啡色。②量。胃液大于 100 毫升为增多，见于十二指肠溃疡、胃泌素瘤、幽门梗阻或胃蠕动功能减退；小于 10 毫升为减少，见于胃运动功能增强。③味。晚期胃癌胃液有恶臭味，小肠低位梗阻有粪臭味，尿毒症时有氨味。④黏液。黏液增多见于慢性胃炎。

（2）胃液隐血试验

正常胃酸不含血液。急性胃炎、消化性溃疡、胃癌时可有不同程度出血，隐血试验不正常；但食管擦伤、牙龈出血时，隐血试验也可不正常。

（3）胃液乳酸测定

1）正常参考值：阴性。

2）临床意义：阳性见于胃癌、幽门梗阻、胃扩张。

（4）胃液酸度测定

临床意义：胃酸分泌量测定包括总酸度、游离酸测定和基础胃酸排泌量（BAO）、最大胃酸排泌量（MAO）、高峰胃酸排泌量（PAO）的测定。

1）胃酸增高：见于十二指肠溃疡、复合溃疡。BAO、MAO 和 PAO 都增高，BAO$>$5 mmol/h 有诊断意义。PAO 为 15 mmol/h 提示有胃和十二指肠溃疡；PAO$>$40 mmol/h 提示即将出血、梗阻或穿孔。

2）胃泌素瘤：见于 BAO$>$15 mmol/h，PAO$>$30 mmol/h，BAO/PAO$>$0.6。

3）胃酸减低：见于胃癌、萎缩性胃炎。

（5）pH 值测定

正常的 pH 值为 1.3～1.8。

低于 1.3 为酸度过高，见于胃十二指肠球部溃疡、胃泌素瘤、幽门梗阻、慢性胆囊炎等疾病。

高于 1.8 为酸度过低，高于 4 为无酸症，见于胃癌、萎缩性胃炎、继发性缺铁性贫血、胃扩张、甲状腺功能亢进症等疾病。

（6）胃液显微镜检查

1）正常参考值

直接涂片法：胃液内无红细胞（RBC），有少量白细胞（WBC）和上皮细胞。

2）临床意义：胃灌洗液沉淀法可见到癌细胞，有利于诊断胃癌。肺结核患者可以从胃液中查找到结核菌。

2. 胃液分析检查注意事项

（1）患者的注意事项

要进行胃液分析的患者，一般情况要停用所有影响试验结果的药物。试验前一天的晚餐只能进食一些清淡的流食，试验前 12 小时内不能再进食或饮水。使用 H_2 受体拮抗剂或抗胆碱药和抗酸剂药物的必须分别在 72 小时或 24 小时之前停用。如果检查目的是为了解除 H_2 受体拮抗剂对泌酸的不良作用则不能停药，此时胃酸测定应在早晨服药后 1 小时进行。

（2）胃液采集注意事项

1）注射组织胺前后，应注意晕厥，以防发生低血压休克，并注意过敏反应。

2）在整个试验过程中，患者勿将唾液咽下，以免影响化验结果。

3）凡患有上消化道出血、食管静脉曲张、食管狭窄及其肿瘤等疾病时，都不宜做胃液分析检查。

三、血尿淀粉酶测定

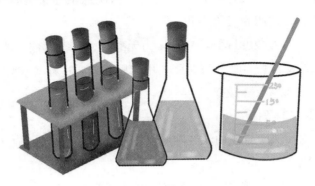

生化检验

淀粉酶主要来自胰腺，其次是腮腺，此外，肝、小肠、肾、卵巢、皮下脂肪等也能产生少量淀粉酶。淀粉酶是一种重要的水解酶，能水解淀粉产生双糖和单糖，分为 α、β 二类。α-淀粉酶又称淀粉内切酶，作用于淀粉内部和末端糖苷键，β-淀粉酶又称淀粉外切酶，仅作用于淀粉的末端。人血清淀粉酶分子量约为 45000，易通过肾小球滤膜出现于尿中。胰淀粉酶系 α-淀粉酶，不需激活就有活性，当胰腺疾病尤其是急性胰腺炎时，从胰管管壁及胰泡中逸出的胰淀粉酶可直接消化胰腺组织。漏出的胰液被吸收入血而通过肾小球滤膜出现于尿中，随尿排出。故血、尿淀粉酶均可升高，对其进行测定，是临床上诊断胰腺疾病常用方法。

1. 血尿淀粉酶测定的意义

（1）测定胰淀粉酶的原理

胰腺分泌液中的胰淀粉酶不需要激活就具有活性，如胰腺有炎性病变或胰液排出受阻时，胰腺的淀粉酶可从胰管管壁及胰泡溢出，吸收入血而随尿排出，故血和尿内淀粉酶含量均增高。

1）测定淀粉酶水解后产生的还原糖的含量，然后推算其活性，此为临床上常用的 Somogyi 法的原理。

2）测定酶作用后剩余淀粉的含量，推算其活性。

3）将某些色素与淀粉结合作为基质，根据淀粉酶作用后释放的可溶性色素推算其活性。

（2）临床意义

1）血淀粉酶升高可见于以下疾病：①急性胰腺炎。常于起病后 8 小时即开始升高，24 小时达高峰，48 小时后开始下降，3～5 天后恢复正常。当血淀粉酶高于 350 单位时，应怀疑此病，超过 500 单位就有确诊意义。②慢性胰腺炎。轻、中度升高，其诊断意义不大。③胰腺癌。常用于癌的早期升高。④其他胰腺疾病：a. 流行性腮腺炎。此病血淀粉酶不高，可与急性胰腺炎鉴别。b. 腹部疾病。消化性溃疡穿孔、腹部手术、机械性肠梗阻、胆石症、急性胆囊炎等。c. 酒精性中毒。d. 肾功能不全。尿排泄淀粉酶减少，引起血淀粉酶潴留所致，多数情况下属正常或轻度升高。e. 巨淀粉酶血症。因淀粉酶等与球蛋白组成大分子复合物，使血液中淀粉酶升高，而尿液中淀粉酶减少。

2）血淀粉酶降低可见于以下疾病：①慢性胰腺炎。②胰腺癌。多见于癌症晚期。

3）尿液淀粉酶降低可见于以下疾病：①严重肾功能不全。②巨淀粉酶血症。

4）尿液淀粉酶升高可见于以下疾病：①急性胰腺炎。常于起病后 12～24 小时才开始升高，但下降缓慢，当血淀粉酶已恢复正常，尿淀粉酶升高仍可持续 7～10 天。因肾对淀粉酶的清除率增强，尿淀粉酶的活性可高于血清一倍以上，多持续 3～10 天后恢复正常。②慢性胰腺炎。血清和尿淀粉酶活性一般不增高，如急性发作，可有中等程度的增高。③胰腺癌。④胰腺囊肿。

（3）血尿淀粉酶测定的注意事项

1）急性胰腺炎病情的严重程度与淀粉酶的升高并不一致。轻度病人可以升高，而重症患者反而可以正常，甚至降低。因此，血尿淀粉酶正常并不能完全排除急性胰腺炎。

2）血尿淀粉酶的活性并不一定平行。急性胰腺炎时，血淀粉酶升高为一过性，血出现高峰时间较尿淀粉酶早，不过后者的持续时间较长，故两者都应进行检测比较。

3）当怀疑患有急性胰腺炎时，应及时检测淀粉酶，尤其是血淀粉酶，因其常随病程延长而降低，从而影响检测结果，不过早于6小时的检测可能会因淀粉酶还未升高而只能得到正常结果。故反复检测并结合其他检查结果及临床表现综合分析很有必要，因为淀粉酶缺乏特异性。

4）患急性胰腺炎后血淀粉酶长期升高应考虑炎症持续存在或有假性囊肿等并发症的可能。

5）测定淀粉酶的同时测定其同工酶，对胰腺炎或其他引起高淀粉酶血、尿症的疾病诊断更有意义。

6）如果血淀粉酶长时间居高不下，可以考虑以下几个问题。首先增高值是多少，一般血淀粉酶增高到正常值的3倍才有诊断意义，如果是轻微增高，意义不大，可以结合临床。其次可以查一下血清脂肪酶、C反应蛋白，再查一下血钙，低血钙程度与临床严重程度是平行的，同时要考虑胰腺炎原发诱因有没有根除，比如说内分泌与代谢障碍、胆道疾病，或者某些药物的应用。总之，应密切观察，及时随诊。

2. 血尿淀粉酶的正常值

正常值：血清：8~64温氏（Winslow）单位，或40~180苏氏（Somogyi）单位。

尿：4~32温氏单位。

或Somogyi法，尿淀粉酶＜1000 U/L，血淀粉酶800~1800 U/L。

染色淀粉法760~1450 U/L。

四、胃肠道的 X 线检查

胃肠道是一个宽窄不等的软组织管腔，使用造影剂才能显示其内腔和黏膜皱襞、形态和功能等，对胃肠道常见病，如溃疡、癌肿等，有重要诊断价值。亦可借助胃肠道的位置和形态改变，对腹内肿块做出定位诊断。能判断消化道癌肿的浸润范围与程度，可估计手术切除的可能性，亦可作为对胃肠道病变治疗过程中的疗效随访观察。造影所见内腔影像虽可间接反映内壁状况，但对显露壁层及周围病受到一定限制。胃肠道的血管造影对诊断胃肠道血管病变、肿瘤浸润等都具有诊断价值。

1. 腹部透视或照片

（1）腹部透视

腹部透视大多采用立位或卧位，其优点是操作简便。主要应用于诊断胃肠道穿孔与肠梗阻，立位透视可以做出明确的诊断。还可以显示胃肠道气体的分布、形态和不透光 X 线致密影，观察膈肌及胃肠异物活动情况。所以腹部透视在设备简陋及战时是一种不可忽视的检查方法。但其缺点是只能书写记录，对需复查的患者不能做永久的精确比较。

（2）腹部照相

腹部照相又称腹部平片。摄影与透视相比可更清楚地显示胃肠道气体、腹部钙化及实质脏器的形态、位置等。腹部照相最常用的是仰卧位，但根据病情需要可照立位或侧卧前后水平位。胃肠道穿孔患者常采用立位或左侧卧位水平投照；肠梗阻患者则需仰卧位及立位两种位置。腹部平片范围应上至膈肌，下至耻骨联合上缘，特别应包括腹壁软组织。

腹部平片可以诊断以下疾病及有其他作用：

1）消化道肿瘤、炎症、外伤引起的消化道穿孔。

2）肠梗阻，并可鉴别是机械性肠梗阻还是麻痹性或是绞窄性肠梗阻。

3）腹膜炎、腹腔脓肿、腹腔肿块。

4）消化道不透 X 线的结石。

5）腹部异常钙化，如腹腔淋巴钙化、肝包虫病的钙化。脾脏、肾和肾上腺、胰腺等脏器有肿瘤、结核、寄生虫和炎症时均可发生钙化，可根据钙化的形态、部位做出诊断。

6）可观察腹腔内脏器（肝肾脾等）的轮廓、位置和大小改变。例如肝脏肿瘤、棘球蚴病、囊肿等病变可使肝脏轮廓发生改变，并且其体积可以增大。

7）肾盂积水、多囊肾和肾肿瘤可使肾影增大。一侧肾发育不全和肾动脉狭窄可使肾影缩小。可根据腰大肌影像是否肿大、模糊，腰椎有无侧弯，椎体骨质有无破坏来诊断腰椎结核、肾周围脓肿等。

8）腹部平片对诊断新生儿消化道畸形亦有很大的意义。如食管闭锁时，胃肠道内可无气体。幽门狭窄时，则胃扩大充气，而肠管内气体少或无气体。先天性小肠狭窄时，闭锁以上的肠管内充气扩张并有液平面形成，而闭锁以下的肠管内无气体。肛门闭锁和胎便性腹膜炎都能在腹部平片上有所表现。

9）腹部平片可观察胎儿的位置、形态、大小和数目。

10）可观察金属避孕环是否存在及其位置和形态等。

11）于胆道造影和泌尿系造影前，往往常规拍摄腹部平片。

应该注意的是，一般拍腹部平片不需要什么准备，但如有输尿管结石、由于大便的影响可能显影不明显，故在拍平片前清洁灌肠。在摄片前3天，不宜用X线显影的药物，如含铁、碘、钡、钙等制剂，以及不易溶化的药物。检查前2天服用活性炭片，用来吸附肠道里的气体。检查前一天晚上要服用番泻叶，帮助排便。检查当天早晨禁食，尽量排空大便。

2. 钡餐照影

胃肠道检查所用的造影剂是医用硫酸钡，由于钡的原子序数高，不易被X线穿透，在胃肠道内可与周围器官形成明显对比。目前使用的钡剂大多是复方硫酸钡，根据不同检查部位，使用前将硫酸钡加温开水调成不同浓度的混悬液。口服后检查胃肠道称为钡餐检查。根据病情要求可进行包括食管至结肠的检查，观察其形态和功能变化。由于检查方法的更新，除观察胃肠道功能情况外，现多进行分段检查，如重点观察食管时称为食管钡餐检查；包括食管、胃、十二指肠至空肠上中段时称为上胃肠道钡餐检查；须重点检查胃肠道功能者，则须按时定期检查胃、小肠与右半结肠，称为胃肠道钡餐检查。

此外，在临床怀疑有胃肠道穿孔、肠梗阻等患者，须了解穿孔与梗阻的确切部位时，应改用碘制剂造影，如碘油、泛影葡胺等，但对碘过敏者禁用。

（1）造影前的准备

患者在钡餐检查前一天晚饭后禁食，次晨空腹到放射线科接受检查。如不禁食，胃内容物可影响胃肠形态的观察；服某些药物则可影响胃肠道功能。幽门梗阻患者，应先洗胃，抽净胃内容物后再检查。

（2）检查步骤

服钡前常规先透视胸、腹部。服钡时于不同体位（立位、卧位）顺序观察食管和胃肠道，间隔一定时间后，检查下肠道。

3. 钡餐照影的意义

胃肠道造影着重显示胃肠道黏膜（又称黏膜像），黏膜不仅是病变的好发部位，而且黏膜改变是早期病变的主要依据。如胃黏膜的胃小区，其显示有利于发现表浅的细小病灶，对胃肠早期癌肿的发现有重要价值。

4. 钡餐照影注意事项

（1）造影前 12 小时禁食，造影前 3 天停服不透 X 线的药物，如铋剂和钙剂。

（2）检查时最好穿没有纽扣的内衣。

（3）食管静脉曲张破裂大出血、腐蚀性食管炎的急性期、胃肠道穿孔、急性胃肠道出血、小肠坏死和十二指肠活动性溃疡应该作为禁忌证。

（4）肠梗阻患者，对于轻度单纯性小肠梗阻和高位梗阻，为明确原因可酌情进行。

（5）患者体质衰弱难以接受检查者一般不宜检查，如病情需要，可在严密观察下进行。

（6）急性呼吸道感染患者，严重心、肝、肾功能不全患者，以及碘试验阳性的患者，一般不适宜做这项检查。

五、消化内镜检查

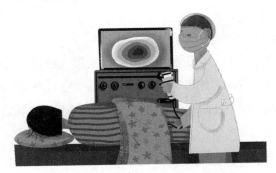

消化内镜检查

在各大医院的消化内科门诊，常常听到患者在互相讨论着"胃镜""肠镜"等字眼，有的人将内镜视为痛苦的代名词，非常惶恐；有的人则询问所谓"无痛内镜""无痛肠镜"等最新检查器械。那么，什么是消化内镜？什么样的人需要做消化内镜检查？下面将对这一系列问题做出详细的解答。

1. 什么是消化内镜

消化内镜是直接插入到人体消化系统管腔内，经视频处理后，将所见影像呈现在监视器上，就像人眼进入到这些管腔中一样，在直视下进行检查、诊断或借助辅助器具做特殊治疗的重要诊治器械。

消化内镜管身细软、操作便捷，安全无痛苦。消化内镜以其放大的图像、清晰的色彩、广角的视野有效地提高了临床诊断的准确率。在消化内镜下可切除息肉及早期癌变黏膜、治疗静脉曲张，进行紧急止血、活检诊断、碎石取物等非手术诊治方法，可减轻患者的痛苦和负担。

消化内镜按用途分为诊断内镜和治疗内镜，按检查部位分为上消化道镜（包括食管镜、胃镜以及十二指肠镜）、小肠镜、结肠镜、胆道镜和腹腔镜等，此外，有条件的医院也有超声内镜检查等新型检查技术。

（1）早期硬式内镜

1868 年，德国 Kussmaul 在观看吞剑表演时得到启发研制出了世界上第一台直管式食管镜，由一根尖端装有软塞，长 47 cm 粗 1.3 cm 的金属管组成，利用 Desormeaux 灯照明，使内镜初步具有了观察价值。虽然一些学者随后对其做了一些改进（如 1880 年爱迪生发明电灯后，开始使用电灯或小电珠作为内镜的光源等），然而由于受到技术落后和设计缺陷的限制，这些内镜的实用性欠佳。

（2）半可曲式内镜

1932 年 Wolf 和 Schindler 合作研制出了第一台半可曲式内镜，其镜身由近端硬性部和远端软管部组成，软管部装有 26 块棱镜，在镜身弯曲达 30°时仍可进行观察，较之硬式内镜有了很大进步。随后一些科学家对 Wolf-Schindler 内镜进行了许多改进，如加大弯曲角度、加装活检管道等，大大减少了观察盲区，提高了内镜性能，使其达到较为实用的阶段。但与硬式胃镜一样，操作较为困难、插入时患者痛苦重为其缺陷。

（3）纤维内镜

1957 年后，工业光导纤维产生，由美国 Hirschowitz 制成了第一台纤维胃及十二指肠镜，从而使内镜开始进入纤维光学内镜发展阶段。20 世纪 60 年代后，日本和美国的科学家对初期的纤维胃镜进行了多方面改进，例如增加活检孔道、采用外接冷光源增强视野光亮度、扩大视野角度等。1963 年 Overhoet 首先研制出纤维结肠镜并用于临床。1968 年 Mc-cune 首先使用纤维内镜成功地进行了经内镜逆行胆胰管成像（ERCP）。纤维内镜以其插入痛苦小、视野范围大、照明亮度高、易于操作等优势迅速被临床医师认可，从而使内镜真正进入实用阶段。

（4）电子内镜

电子内镜由美国 Welch Allyn 公司于 1983 年首先发明并应用于临床，与纤维内镜相比，其具有图像存储更高效快捷、色调再现更逼真、细微病变诊断率更高等优势，临床正逐步取代纤维内镜成为医师诊治消化道疾病的有力工具。国外学者将电子内镜看作是消化内镜发展史的第三个里程碑（硬式胃镜—光导纤维内镜—电子内镜）。

（5）胶囊内镜

1999 年胶囊内镜的诞生，为消化道疾病诊断带来了革命性突破，可以对全消化道进行摄像，其无创性、无交叉感染易为患者所接受，尤其为小肠疾病诊断提供了一个全新的检查手段，被称为消化内镜史上的第四个里程碑，为内镜检查开辟了崭新思路。

随着内镜技术的飞速发展，纤维及电子内镜和其他技术相结合衍生出许多具有很高临床价值的新技术和新方法，如将微型超声探头安装在内镜的先端部制成超声内镜，使内镜既可以直接观察黏膜表面的病变形态，又可通过超声扫描获得消化管壁及邻近重要脏器的超声影像，扩大了内镜的诊断能力和范畴。近年来开发的激光共聚焦显微内镜是一种将微型共聚焦显微镜整合于传统内镜前端的新技术。通过点扫描激光分析，可在内镜检查中同时获得超高分辨率的黏膜表面和黏膜细胞形态学的图像，为体内组织学研究提供了快速、可靠的诊断工具。

2. 什么是上消化道镜

早在 150 多年以前，就有了上消化道内镜技术起源的记载，其发展可谓历史悠久。早期的硬式内镜和半曲式内镜，因其笨重、不便，给患者带来很大的痛苦，成像差、危险性高而逐步走进了消化内镜发展史的历史博物馆。如今，临床上应用的主要是光导纤维内镜和电子内镜两类，上消化道内镜包括食管镜、胃镜及十二指肠镜。

食管镜的长度一般为 60 厘米，主要用于观察食管和胃的贲门部。胃镜的长度约 90 厘米，用于胃和十二指肠降部的观察。十二指肠镜的长度可达 120 厘米，其观察范围可达十二指肠的降部。现在一般多使用前视镜，即同一内镜可以观察到从食管至十二指肠降部近侧段的所有部位。食管镜是前视型，胃镜有前视型、侧视型和斜视型 3 种，十二指肠镜则为俯视型。

3. 何种情况应做胃镜检查

胃镜检查是消化内科医生诊断和治疗疾病的常用手段，而患者往往因为害怕而对其有很大的抵触情绪。这主要是因为患者对胃镜检查不甚了解造成的。

（1）胃镜检查的适用范围

1）患者自觉有上腹的不适（包括反酸、嗳气、胸骨后烧灼感、上腹痛、吞咽困难等），疑有食管、胃、十二指肠炎症、溃疡、肿瘤、息肉或异物等而临床诊断不清的确诊检查。

2）用于慢性萎缩性胃炎、消化道溃疡、肿瘤、消化道狭窄、异物、癌前病变的随诊，某些上消化道疾病的术前检查、定期复查及药物治疗前后或术后的疗效评价。

3）胃镜还可以对部分上消化道出血、食管静脉曲张、息肉、早期癌等进行镜下治疗。

（2）做胃镜检查的流程和注意事项

1）检查前日：晚餐要求清淡，餐后禁食任何食物，遵照医嘱用药清洁胃肠，必要时服用镇静剂安睡，以消除恐惧心理。

2）检查当天：禁食、禁水，取下假牙、手表、眼镜、首饰、领带等随身携带物，进入检查室后按要求更衣。

3）检查当时：在医生指导下，使用轻度喉头麻醉或解痉药物，取侧卧体位，将内镜慢慢吞下。

4）检查以后：因麻醉药物的残留作用，检查后暂时不要漱口和进食，也不要立即驾车。

4. 做消化内镜检查须知

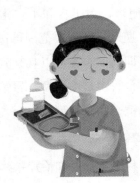

护士

患者因为害怕疼痛，而拒绝消化内镜检查，这是临床上常有的现象。"究竟有没有痛苦？痛苦有多大？"这更是患者经常提出的问题。在这里，有必要对消化内镜检查的安全性做出一个明确的回答。规范的消化内镜检查是安全的，这主要基于以下几点：

（1）电子内镜属软细镜身、冷光源、循腔进镜器械，操作过程对呼吸、心率影响很小。

（2）胃镜检查过程中，患者会有恶心不适，但不会引起疼痛。

（3）肠镜检查过程中会有轻度的腹部胀痛。

（4）对镜身和附件的严格洗涤、消毒程序加上人均一份的一次性耗材，可完全杜绝交叉感染的发生。

当然，应当认识到，医学上没有绝对的安全。消化内镜经过多年的临床应用，已经证明其安全性可靠，但是如果操作不慎或者个别受检者体质异常，亦会发生各类并发症，如咽喉痉挛、心脏意外、拔镜困难、咽喉部损伤等。

从硬式内镜到纤维内镜、电子内镜、胶囊内镜，消化内镜技术经过一个多世纪的发展，伴随内镜器械的不断改进和创新，内镜诊治技术日臻完善，已由单纯内镜诊断进入到诊断与治疗相结合的阶段。许多学者预测，电子内镜在 21 世纪仍将发挥主要作用，并扩大适应证，同时希望胶囊内镜有所突破。本文对消化内镜的最新进展和应用简述如下。

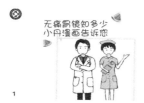

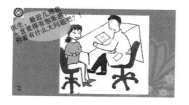

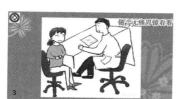

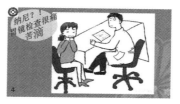

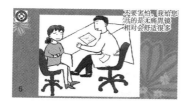

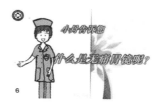

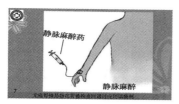

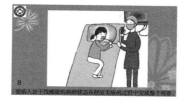

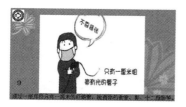

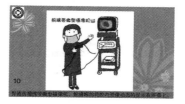

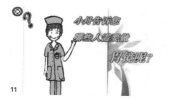

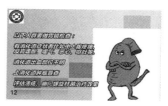

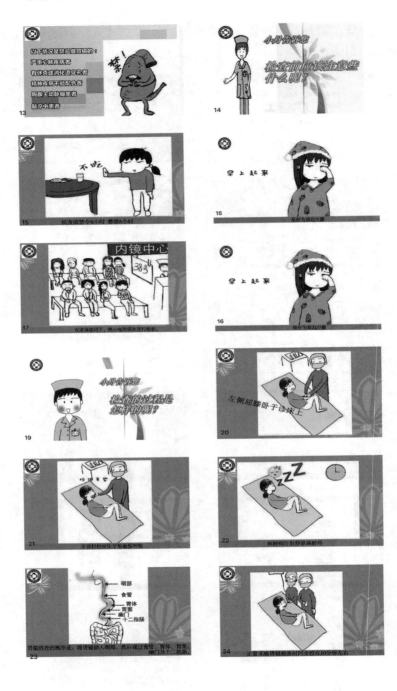

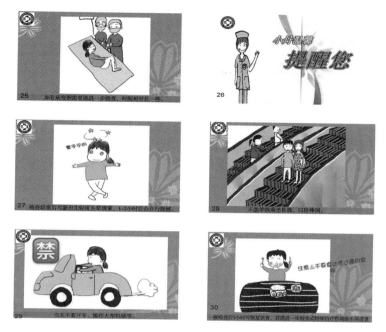

无痛胃镜

六、活组织病理检查

在胃肠道疾病的临床诊治过程中，消化内科的医生通常会采用许多手段和方法确诊疾病，其中，最具有诊断意义的当属活组织病理检查。

然而，对于活组织病理检查，多数患者往往缺乏正确的认识，有的观点认为做这种检查会损害胃肠道，有的观点甚至认为活检会造成恶性肿瘤的转移……诸如此类，不胜枚举。

那么，到底应该怎样看待这项检查？检查对胃肠道疾病的诊断有哪些意义呢？

1. 什么是活组织病理检查

走进一些科室齐全的大型综合医院，一定会发现"病理科"的身影。就在这个不起眼的科室中，每天都在进行着对疾病的诊断最具意义的检查——活组织病理检查。

所谓活组织病理检查，就是采用钳取、细针穿刺、局部切取或搔刮、摘取等治疗性手术等手段，从身体上有病变的可疑部位切下一部分病变组织，进行病理切片检查，以明确诊断。此种方法准确、可靠，可以及时提供诊断意见，供治疗时参考，是临床上常用的诊断方法。广义的活组织病理检查有多种方法：

（1）体表浅层活组织检查

通过小手术，切取体表浅层的肿块或病变组织标本进行检查，如皮肤、浅表淋巴结、外露的肿瘤等。

（2）内镜活组织检查

在内镜内，用活组织钳咬取标本，如用胃镜、乙状结肠镜、腹腔镜、支气管镜和膀胱镜等。

（3）穿刺或抽吸活组织检查

淋巴结、骨髓、肝脏、脾脏、肾脏等可用特殊的穿刺针穿刺，抽取组织标本进行检查。

（4）体腔穿刺液检查

在腹腔、胸腔等处穿刺抽取液体进行检查。

（5）手术切片检查

把手术切除的组织固定后染色、切片，做病理细胞检查。有条件的医院在手术中还可以冰冻切片，马上在手术台旁检查，20 分钟就可以报告结果。根据报告结果，可立即决定手术治疗方案。

医生可以将取下的病变组织制成病理切片、涂片、压片，也可以进行组织培养、组织化学染色、细胞培养等，以明确诊断。

可见，具体到胃肠道的活检，通常是在做消化道内镜检查的同时，钳取一小块可疑病变组织，用病理学的方法做出诊断的过程。

2. 为什么要做活组织病理检查

医生对疾病（包括胃肠道疾病）的诊断，可以根据病史、症状、体征等做出分析性诊断，也可以利用超声波、X 线、计算机断层扫描（CT）、核磁共振成像（MRI）等影像学手段做出间接的诊断。而病理诊断是观测器官的大体（肉眼）改变、镜下观察组织结构和细胞病变特征而做出的疾病诊断，因其客观、准确，被视为带有宣判性质的、权威性的诊断。

胃肠道疾病种类繁多，除了一些症状极其典型的疾病外，多数疾病单凭症状、体征，或是影像学的造影分析，很难做出正确的判断。此时，内镜结合活组织病理检查就成了诊断的最佳方法。

病理检查的目的主要在于以下几个方面：

（1）由于所取的组织新鲜、固定后能基本保存病变的原貌，可以及时、准确做出结论性诊断，指导治疗，估计预后。

（2）必要时，可以在手术中做冰冻切片快速诊断，为手术者选择最佳的手术治疗方案提供依据。

（3）在疾病治疗的过程中，定期的病检随访可以动态了解疾病的发展和判断疗效。

（4）可以采用新的研究方法，如免疫组织化学、电镜观察和组织培养等对疾病进行更深入的研究。

3. 做活组织病理检查会造成肿瘤扩散吗

临床上，对肿瘤患者进行活检是最常见的。可是，常常有些病人由于对活检的意义和目的不甚了解，甚至有些患者认为穿刺活检会引起癌肿的扩散。所以心存疑虑，不能很好地配合医生活检，甚至还因此延误诊断和治疗。

那么，针吸穿刺、钳取组织会不会导致癌的扩散和转移呢？

从理论上讲，对癌、瘤的任何刺激，包括针刺、切除、取活组织或其他检查，以及麻醉药物注射，甚至用力揉搓和挤压等，都可能造成癌细胞的脱落、扩散和转移。穿刺活检时的细针进入肿瘤后再拔出，可能会使针管中沾染少量恶性细胞，有人对细针的外壁做涂片观察，在一小部分病例中，确实找到了恶性细胞，因此恶性肿瘤沿着细针通道或钳取路径扩散的可能性是存在的。但是，有这种可能性并不一定真的就会发生恶性肿瘤扩散。

　　肿瘤分为良性和恶性两种，如果活组织检查的是一良性病灶，那无论如何也不会发生或促进其扩散和转移。发生转移和扩散的只有恶性肿瘤，肿瘤的转移是指恶性肿瘤细胞脱离其原发部位，通过血液循环和淋巴系统，"跑"到其他器官继续繁殖生长，形成同样性质的肿瘤，这是一个复杂的病理过程。

　　有研究表明，在一般情况下，约有50％的恶性肿瘤患者的血液中存有恶性肿瘤细胞，但这并不意味着一定形成转移癌，大部分癌细胞在机体免疫机制的作用下并不能存活，只有当机体免疫功能降低，或是脱落的癌细胞过多，超过了机体自身清理能力的情况下，漏网的癌细胞才会在机体某些部位"落户"，从而生长为转移癌。针吸、钳取时即使有少量的肿瘤细胞脱落并进入血液循环，但这并不一定意味着发生转移，因为机体免疫系统会很快将它们杀灭。

　　活组织检查有促进肿瘤细胞扩散的可能性，但并不是做过活检的患者凡是出现扩散转移都是因为活检穿刺造成的，即使不做活组织检查，部分患者也会出现扩散转移，因为转移是恶性肿瘤的重要特征之一。

　　当然，临床实践是最有说服力的。活组织病理检查会不会导致癌症的扩散和转移一直是众多学者和医务人员所关注的问题。通过多年研究，这个问题在20多年前就有定论了，局部穿刺、钳取可疑组织不会造成肿瘤的转移，尤其是穿刺、钳取后数小时内就进行化疗或四周内进行手术切除肿瘤，使肿瘤因为穿刺、钳取而转移的可能性几乎为零。

　　恶性肿瘤的治疗方法大多都有严重的不良反应，比如放射性治疗（简称放疗）、化学药物治疗（简称化疗）都会对身体造成严重的损害，如果患者在治疗之前不做出准确的病理诊断，万一误诊不仅治不好病，还会无辜地损害身体。通过活组织病理检查，确定肿瘤是良性或是恶性，才能进行有针对性的治疗。因此，无论身体的什么部位长了包块，都要听从医生的检查诊治安排，不要有过多的顾虑，也不必恐惧，否则会因心理负担过重而延误诊断，并且丧失最佳的治疗时机，致使病情加重。

第四节　识病：几种常碰面的肠胃病

现代生活节奏加快，大多数人都不同程度地存在着由于不良情绪、不良生活习惯等所造成的胃肠病。因此，了解常见的胃肠病，分清常见胃肠病发病时的症状及原因，进而进行有效的预防和治疗，是十分必要的。

本节对多种常见胃肠病的症状、病因、预防和治疗一一做了阐述，可供参考。

一、急性胃炎

急性胃炎是胃黏膜，甚至胃壁的急性炎症。如果伴有肠炎者称胃肠炎，包括急性单纯性胃炎、急性化脓性胃炎。急性胃炎多数由细菌感染、食物中毒或误食强酸、强碱引起。食用被细菌污染的食物、暴饮暴食、饮烈性酒或误服药物以及吸入农药等，都会造成胃黏膜急性损伤，形成急性胃炎。

1. 急性胃炎的症状

急性胃炎主要症状为频繁的呕吐和腹泻，其中某一症状可能表现得特别明显。起病急，开始患者出现腹部不适，随即发生腹痛、腹泻和呕吐；呕吐也可首先出现。粪便一般为黄色、水样，次数可能很多。有时粪便中有黏液、脓血（尤其是细菌性食物中毒时）；有时呕吐频繁，可吐出食物，乃至胆汁。此外，患者有不同程度的头痛、寒战、发热等全身症状。检查时，患者可有失水，腹部可有触痛，肠鸣音增加。病程一般为2～7天。

细菌或病毒所致的急性胃炎，在进食被污染食物几小时或24小时后急性起病，可有上腹不适、疼痛、恶心、呕吐等症状，常伴发肠炎性腹泻，故又称急性胃肠炎。重者可出现高热、脱水、酸中毒、休克等症状。一般病程较短，经治疗数天即可痊愈。严重的病例可有失水和电解质平衡失调（钠和氯化物的丧失）现象，此时患者皮肤弹性降低，可有小腿肌肉痉挛，甚至发生昏迷和虚脱。

有一类急性胃炎患者，腹痛、呕吐情况都不明显，但出现黑色大便，严重时甚至出现呕血。这类急性胃炎多因服用阿司匹林、布洛芬等解热镇痛药物引起。所以，长期或大量服用阿司匹林或其他解热镇痛药者应格外警惕发生急性胃炎。

2. 发生急性胃炎的原因

（1）细菌感染：细菌感染包括沙门菌和金黄色葡萄球菌毒素，以及流感病毒和肠道病毒的感染。这部分因素引起的急性胃炎与细菌性食物中毒有相似之处。进食被细菌或毒素污染的食物，是导致急性胃炎最常见的原因。

（2）化学刺激：化学刺激主要来自烈酒、浓茶、咖啡、香料及药物，如水杨酸盐制剂、保泰松、吲哚美辛（消炎痛）、利血平、糖皮质激素等，其中急性腐蚀性胃炎多由于服强酸、强碱及其他腐蚀剂所致。

（3）物理刺激：物理刺激主要来自过热、过冷、过于粗糙的食物等，均会损伤胃黏膜，引起炎性改变。

（4）过敏因素：过敏只对特定的食品产生反应，例如有人在食用牛奶、鸡蛋、鱼之后，便会产生剧烈的腹痛，这是因为胃壁发生了变态反应，从而导致了腹泻和荨麻疹。即使没有发生腹痛和腹泻，可是一旦食用含变应原的食物，就会感到身体不舒服，在这种情况下，患者应该去医院进行检查。

（5）精神因素：主要是神经功能失调，各种急症的危急状态，以及机体的变态（过敏）反应，均可引起胃黏膜的急性炎症。

3. 急性胃炎的应急调养治疗细节

（1）减少胃肠刺激，卧床休息。停止一切对胃有刺激的饮食和药物，禁食 1～3 餐后，给予清淡流质饮食，如稀饭、面片汤等，这有利于胃的休息和损伤的愈合。

（2）多饮淡盐水补充丢失水分。急性胃炎患者由于呕吐、腹泻失水过多，所以在可能的情况下要尽量多饮温的淡盐水，每小时 1 次以补充丢失的水分。呕吐频繁的患者可在一次呕吐完毕后少量饮水，多次饮入，这样才不至于呕出。饮用水以糖盐水为佳，但不宜喝含糖多的饮料，以免胃酸分泌过多加重腹痛。

（3）可口服藿香正气水、藿香正气软胶囊、小檗碱（黄连素）等。也可服用颠茄片、阿托品等药物止痛。还可进行局部热敷。

（4）在急性胃炎症状缓解后的 2～3 天内，饮食应慢慢地恢复正常，不要迫不及待地立即恢复正常饮食。

（5）呕吐、腹泻严重，脱水明显，应立即到医院就诊，千万不要耽误，因为还有其他一些疾病也会有类似症状，如急性胰腺炎、急性胆囊炎、急性阑尾炎的早期。就诊时应对医生讲清发病前的饮食和服药情况，以及感觉到的症状。

急性胃炎应及时彻底治愈，防止转为慢性胃炎。

4. 急性胃炎患者饮食的特别要求

（1）急性胃炎发作时，宜用清淡流质饮食，如薄面片汤、米汤、去皮的红枣汤、清汤等。以咸食为主，尽量少食用含脂肪多及产气多的食物，如牛奶、豆奶、蔗糖等。腹痛剧烈时，应禁止喝水，禁止食用生冷、刺激食品，如辣椒、姜、葱、蒜等，也不应食用能让人兴奋的食品，如咖啡、浓茶等。

（2）严重呕吐、腹泻的患者，宜饮糖盐水，以补充水分和钠盐。如因呕吐导致失水和电解质紊乱，应静脉注射葡萄糖、盐水等溶液。

（3）急性胃炎患者若伴有肠炎或腹泻，饮食中应少用或不用蔗糖，以免产生或加重肠胀气。同时还应禁食一些生的蔬菜、水果以及粗纤维含量较多的食物。

（4）患者呕吐停止、腹泻次数减少后，应喝少量小米汤或稀藕粉，然后逐渐吃些粥、薄面片、软面条。还要继续多饮水，牛奶暂时不要饮用，别急于吃肉、蛋等含蛋白质与脂肪多的食物，易引起胀气。不要急于食用含膳食纤维多的食物。

（5）病情缓解后，可以开始食用酸奶、鸡蛋汤、面汤、粥、苏打饼干、瘦肉泥、嫩菜叶等，每餐食量不宜太多。

（6）急性胃炎恢复期宜吃易消化、刺激性小和产气少的食物，尽量做得清淡、软烂一些。

5. 预防急性胃炎的关键是注意饮食

急性胃炎虽然可以很快治愈，但对胃的损伤很大，对人体的健康不利，应注意预防其发生，少受痛苦和伤害。

（1）讲究饮食卫生，不吃变质的食品，隔夜的食物一定要蒸煮消毒后再吃，因为细菌和病毒感染是引起急性胃炎最常见的原因。很多人都有吃了搁置太久的饭菜后发生腹部不适、恶心甚至呕吐的经历，这就是因为饭菜搁置太长时间后有细菌繁殖，吃进胃中即引起了急性胃炎。

（2）忌食过冷、过烫、过于粗糙的食物，有些人并没有吃不洁变质的食物，而是因为过快过急地进食粗硬的食品，或刚吃了热气腾腾的火锅，紧接着又食用冷饮制品，使胃黏膜难以承受，引发了急性胃炎。

（3）节制饮酒，少喝咖啡，这些物质都会损伤胃黏膜，引起急性胃炎。

（4）避免大剂量服用解热镇痛药物，阿司匹林、布洛芬等解热镇痛药都有损坏胃黏膜的作用。有些患者因为某种疾病不得不服用大剂量的阿司匹林，这时应经常注意自己的大便情况，如发现黑便，要立即到医院检查。

（5）保持情绪稳定，心情舒畅，生活起居有规律，避免风寒刺激。

（6）平时注意运动锻炼，增强体质，使脾胃健康。

二、慢性胃炎

慢性胃炎是由不同病因引起的慢性胃黏膜炎症。主要特点是病程漫长，反复发作，时轻时重。这是一种最多见的胃部疾病。据门诊统计，80%～90%患者有不同程度的慢性胃黏膜炎症。一般是因为急性胃炎反复发作，胃黏膜病变久治不愈导致，通常与饮食不当有很大关系。

1. 慢性胃炎的临床症状

（1）上腹胀满、疼痛、消化不良。活动期饱胀，有堵塞感；缓解期仅在饱食后出现不适感。

（2）嗳气。活动期发作频繁，声音响亮；缓解期仅在食后偶见，声音低沉。

（3）上腹疼痛。活动期可见剧痛、绞痛；缓解期不明显，只是隐痛或胀痛。

（4）便血。活动期大便隐血试验阳性；缓解期大便隐血试验阴性。

（5）恶心呕吐。活动期经常发生；缓解期只是偶尔出现。

（6）在食欲方面，活动期食欲减退或全无；缓解期尚可，或比平时稍差。

（7）病程漫长，反复发作，时好时坏，不易彻底治愈。

根据胃黏膜的不同改变和病因的不同，慢性胃炎被分为浅表性胃炎、萎缩性胃炎、疣状胃炎和胆汁反流性胃炎。症状相似，需要通过检查确认，并予以对症治疗。

2. 慢性胃炎的产生原因

引起慢性胃炎的病因主要有以下几种：

（1）多食用刺激性药物。某些药物如水杨酸制剂、皮质激素、洋地黄、吲哚美辛（消炎痛）、保泰松等，都可引起慢性胃黏膜损害。

（2）进食太快，食物咀嚼不充分（如有牙病时）；摄食过于粗糙的、过冷或过热的食物。

（3）细菌、病毒及其毒素侵害，多见于急性胃炎之后，胃黏膜病变经久不愈或反复发作，逐渐演变成慢性浅表性胃炎。

（4）吸烟。烟草中主要有害成分是尼古丁，长期大量吸烟可使幽门括约肌松弛、十二指肠液反流、胃部血管收缩、胃酸分泌量增加，从而破坏胃黏膜屏障，导致胃黏膜慢性炎病变。

（5）刺激性食物。长期饮用烈酒、浓茶、咖啡，食用辛辣及粗糙食物，过饥或过饱等无规律的饮食方式，均可破坏胃黏膜保护屏障而引发胃炎。

（6）精神因素。由于心理不健康，长期处于精神紧张、忧虑或郁闷状态，可引起全身交感神经和副交感神经功能失衡。尤其是交感神经长时间处于兴奋状态，会导致胃黏膜血管舒缩功能紊乱，使胃黏膜血流量减少，破坏胃黏膜屏障，久而久之就会形成胃黏膜慢性炎反应。

3. 慢性胃炎的治疗和生活调养

（1）药物治疗。症状不同的患者应用不同的药物，如胃胀者使用胃肠动力药——多潘立酮（吗丁啉）、莫沙必利。胃酸多者用制酸药——雷尼替丁、西咪替丁（泰胃美）、平溃散等。饮食减少者服用保和丸、山楂丸。缺铁性贫血者用硫酸亚铁等。

（2）饮食调养。注意营养均衡，要以富有营养、易消化的细软食物为主，多吃含植物蛋白、维生素多的食物。不可食用刺激性食物或饮料，以免导致溃疡更严重。可以吃煮熟的栗子、白米粥、羊奶、酸乳酪、白乳酪等。如果症状严重，吃一些软性食物，例如米汤、酪梨、香蕉、马铃薯、南瓜等。将所有蔬菜搅碎，再烹调。偶尔吃一些蒸熟的蔬菜，例如红萝卜及绿花椰菜等。

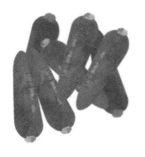

红萝卜

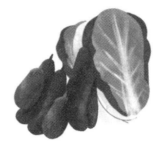

绿叶蔬菜

注意饮食规律，尽量避免刺激性食物，宜食细软清淡易消化的食品，避免食用过甜、过咸、过于粗硬的食物，也不宜多食炸、烤、熏、烙和腌制食品。食物的温度以接近体温为好，不要过冷，也不宜过热。进食以八成饱为宜。吃饭时不要看书看报，以免影响消化。进食宜细嚼慢咽，餐前和进餐时不要大量饮水，以免冲淡胃液加重胃的负担。

（3）生活保健。保持精神愉快，情绪对胃炎的治疗影响很大，应保持情绪稳定。慢性胃炎患者不要以为是患了癌症而忧心忡忡，这样的不良情绪会加重病情。生活要有规律。无规律的生活有两大危害：一则影响正常的睡眠，二则影响正常的饮食。少吃多餐，注意劳逸结合。正常的劳动和体育锻炼，有助于气血流通，增强体质。必要的休息可以消除疲劳，恢复体力和脑力，对胃炎患者来说，过劳、过逸都是不可取的，均能导致脾胃疾病的发展，加重原有脾胃疾病的病情。

4. 预防慢性胃炎从日常生活做起

（1）生活规律，注意饮食调理。慢性胃炎发病与饮食有关，日常不宜多吃刺激性食物，不要过多饮酒，要少吸烟，吃饭要细嚼慢咽。生活规律，情绪稳定，以利于胃的保健。

（2）避免过量服用解热镇痛药物。如阿司匹林、索米痛片（去痛片）等。如必须服用，则应在饭后服，并适当加服胃黏膜保护药，如硫糖铝等，以减少对胃的刺激。因为解热镇痛药物可破坏胃黏膜屏障，降低胃黏膜对有害刺激的抵抗力。

（3）及时治疗相关疾病。如慢性咽炎、牙龈炎、鼻旁窦炎等。当口腔、鼻子、咽喉有慢性炎时，被吞咽到胃里的细菌和毒素都会引起慢性胃炎。特别是急性胃炎要及时彻底治疗，以防转变为慢性胃炎。

（4）留心气候变化，注意腹部及下肢的保暖。腹部及下肢的温度影响胃部的血供，胃血流供应丰富，胃黏膜的营养充足，胃黏膜就会有足够强的抵抗力。

（5）保持乐观情绪有利于胃肠健康。各种胃肠病的发生与精神因素有关，所以做好心理调节，培养良好的情绪，对于防止胃肠病非常重要。在生活和工作中，只要常常保持情绪乐观、豁达大度、精神饱满，保持蓬勃向上的乐观主义精神，不要为一点小事耿耿于怀、闷闷不乐；生活节律不要过分紧张，在突发事件面前不要悲观失望、痛不欲生，也不要为某些事情思虑太过，辗转难眠，这样可使胃肠道的生理功能保持正常，免受胃病之苦。长期紧张、精神抑郁或愤怒、恐惧或心情苦闷，忧思郁结，往往会引起或加重胃病。

（6）注意锻炼。尤其是进行腹部锻炼，以增强胃蠕动，有利于消化功能的增强。但应注意的是，饭后不要立即运动，以免使胃的血流量减少，减弱胃的消化功能。提倡饭后半小时到 1 小时后进行运动。

三、胃下垂

胃下垂，主要是胃的位置异常下垂。在正常情况下，人在直立时，胃的最低点不应超过肚脐下 2 横指宽，但在胃下垂时，胃的下缘垂坠于盆腔，胃小弯弧线的最低点，降至髂嵴连线（约在肚脐水平线）以下，这就使胃小弯的角度变得很尖锐，从幽门到十二指肠几乎成直角上升，会使人产生种种不舒服的感觉，影响正常进食。

1. 胃下垂的症状

（1）胃下垂患者进食后发生腹部牵引感及腰痛，不能多吃，稍微吃一点东西就有饱腹感。

（2）患者每次进食后有饱胀、压迫的感觉，腹部似有物下坠，经常嗳气，推腹可听见腹内有水振动的声音。

（3）由于稍食即饱，食欲减退，又因运动使症状加重而不思活动，久而久之体质日趋虚弱，常伴有神经衰弱和便秘等。

（4）食后稍走快一点会发生腹痛，但稍微休息后症状即可消失；吃饱以后，脐下明显凸出，而脐上面原来胃的地方反而凹陷下去；躺平以后，腹部的不适感可大大减轻或消失。

（5）长期胃下垂患者，可伴有眩晕、乏力、直立性低血压、昏厥、体乏无力、食欲缺乏等。

（6）因为胃下垂容易并发胃炎，所以许多患者有胃炎的表现。

2. 胃下垂发生的原因

胃下垂产生主要是由悬吊、固定胃位置的肌肉和韧带松弛无力及腹部压力下降，使整个胃的位置降低、胃蠕动减弱所致。

胃下垂分为先天性和后天性两种。先天性患者体型比较瘦弱、胸廓狭窄、骨骼纤细，皮下脂肪缺乏，肌肉发育不良者易发生胃下垂，他们不仅有胃下垂，其他内脏（如肾、肝、脾、横结肠等）也往往下垂，所以称"全内脏下垂"；后天性患者主要是腹部由紧张变得松弛者，如妇女生了好几个孩子以后，腹部变得松弛，腹腔内的压力减小，可以引起胃下垂和其他脏器下垂。原来体重较大者，突然消瘦以后，腹部脂肪消失，容易发生胃下垂。常压迫胸部和上腹部，也会造成胃下垂。

3. 胃下垂的诊断和治疗调养

（1）诊断：X线钡剂造影是诊断胃下垂最好的方法，可见胃体呈垂直状、蠕动无力，胃内滞留液较多，胃小弯弧线最低点在髂嵴连线以下。超声波检查可见胃的下缘下移入盆腔（小腹部位）。胃电图描记检查可见胃电波幅值无论在餐前还是在餐后都比正常值低。

（2）药物治疗：腹胀、胃排空缓慢者，可服用多潘立酮（吗丁啉），每次 19 毫克，每天 3 次，或甲氧氯普胺（胃复安）每次 5～10 毫克，每天 3 次。试用三磷腺苷（ATP）治疗，每天早、午餐前半小时肌内注射，每次 20 毫克，每天 2 次，25 天为 1 个疗程，间隔 5 天后再进行第 2 个疗程。

（3）针灸治疗：中医治疗用艾灸，取关元、气海、足三里、胃俞等穴施灸。选用毫针柄，在耳壳"胃肠区"按压，寻找敏感点，在此点上加压 2～3 分钟，每天 1 次。必要时放置胃托。

（4）饮食调养：饮食有规律，不要暴饮暴食。应食用富有营养、易消化的高能量、高蛋白、高脂肪食品，应适当多食水果、蔬菜，以增加腹部脂肪从而托起胃体。少吃多餐，减轻胃的负担。

（5）行为调养：忌长时间站立和剧烈运动，饭后宜半平卧半小时，卧床宜头低脚高，可以在床脚下垫两块砖头。另外，应尽量减少房事次数，因为性生活对体质衰弱者是较大的负担。保持心情舒畅，良好的精神状态有助于疾病的康复。

（6）改善体质：平时应多参加体育锻炼，运动量可由小到大。例如：每天做仰卧起坐 2～3 次，每次 10 分钟。

（7）严重的胃下垂病也可以适当采取手术治疗。

4. 胃下垂患者饮食特点

（1）多吃蔬菜预防便秘。胃下垂患者的胃肠蠕动都比较缓慢，若饮食不当或饮水不足则容易发生便秘，肠便秘又会加重胃下垂的程度，所以患者应特别注意预防便秘。日常饮食中多调配些水果蔬菜，因为水果蔬菜中含有较多的维生素和纤维素，可促进胃肠蠕动，使粪便变得松软润滑，防止便秘发生。清晨喝杯淡盐水或睡前喝杯蜂蜜水、芝麻油水，也可缓解和消除便秘。

（2）饮食清淡、易消化。食物干硬或质地偏硬，进入胃内不易消化，还可能损伤胃黏膜而使胃炎发病率增高，因此胃下垂患者平时所吃的食物应细软、清淡、易消化。主食以软饭为佳，面条要煮透煮软。少吃又厚又硬的夹生面条；副食要剁碎炒熟，少吃生冷蔬菜。但应注意的是，鱼肉不可过熟。因为鱼肉在半生时最嫩、最易消化，对胃造成的负担最小。

（3）少吃刺激性强的食物。如辣椒、酒、姜、浓茶等，会使胃下垂患者的反酸、胃灼热症状加重，影响病情改善，故这些食物应尽量少吃少喝。少量饮些果酒和淡茶是有益的，有利于减缓胃下垂的症状。

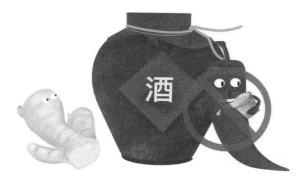

辣椒、酒、姜

（4）少量多餐。胃下垂患者消化功能减弱，过多的食物入胃，必然会滞留于胃内而引起消化不良。所以，胃下垂患者饮食调理的第一要求便是每次用餐量宜少，次数可以增加，每天4~6餐为宜。主餐宜少，蔬菜宜多，有条件的患者可每天喝1杯牛奶，蒸1碗蛋花，吃几块饼干作为正餐的补充。

（5）细嚼慢咽。胃下垂患者的胃壁张力减低，蠕动缓慢，如果吃饭时过急过快，那吃下去的食物就会滞留在胃中；口腔对食物的咀嚼过程会反射性地刺激胃的蠕动，增强胃壁张力，所以胃下垂患者的用餐速度要慢些，细嚼慢咽以利于消化吸收、增强胃蠕动和促进排空速度，缓解腹胀不适。

5. 胃下垂的预防很重要

健康人防止发生胃下垂很重要，先天性的胃下垂患者预防病情发展显得更为重要，可以减轻胃下垂的程度。

（1）健康人要养成良好的饮食习惯。饮食定时定量，体瘦者应增加营养，防止发生后天性胃下垂。

（2）切勿暴饮暴食，宜少食多餐；戒烟酒，禁肥甘、辛辣刺激之食物，宜吃易消化、营养丰富的食品。这一点健康人和有先天性胃下垂的人都必须注意。

（3）先天性患者应保持乐观情绪，勿暴怒，勿郁闷；要坚持治疗、食物调理和康复锻炼，要有战胜疾病的信心。

（4）先天性患者应积极参加体育锻炼，如散步、练气功、打太极拳等。

（5）先天性患者不要参加重体力劳动和剧烈活动，特别是进食后不可参加强劳动和剧烈运动；饭后 1 小时散步有助于本病的康复。

四、消化性溃疡

胃和十二指肠溃疡，又称溃疡病，本病是仅见于胃肠道与胃液接触部位的慢性溃疡，其形成和发展与酸性胃液和胃蛋白酶的消化作用有密切关系，所以称为消化性溃疡，由于溃疡主要在胃和十二指肠，故又称胃和十二指肠溃疡。消化性溃疡是一种全球性多发病、常见病，其年发病率为 1.1%～3.3%，患病率为 1.7%～4.7%。人群中约有 10% 的人在其一生中患过本病，男性高于女性，可发生于各年龄段，但以 20～50 岁之间最为常见。消化性溃疡不会引起死亡，但其并发症（主要为出血、溃疡病穿孔）若不及时处理仍会危急生命，可导致 2.5%～8.0%。

1. 上腹部疼痛是消化性溃疡的主要症状

（1）上腹部疼痛：上腹部疼痛是消化性溃疡的最主要症状。上腹部疼痛可表现为钝痛、烧灼样痛、胀或剧痛，但也可仅为饥饿样不适，随病变的轻重和个体对疼痛的耐受性不同而有所差异。消化性溃疡具有慢性反复发作的特点，并具有一定的节律性。胃溃疡上腹部疼痛多于餐后 0.5～1 小时出现，下次餐前自行消失；十二指肠溃疡上腹部疼痛在餐后 2～4 小时发作，进餐后缓解。疼痛的持续时间大多为 1～2 小时，少数患者可持续 3～4 小时。

（2）泛酸：泛酸是消化性溃疡的一般症状，是因胃酸分泌增加所引起的，故往往是十二指肠溃疡的一个症状。如胃食管反流病常有泛酸症状，主要是因食管下段括约肌张力减退，再加上胃内张力增加时，胃酸就通过贲门反流至食管，明显时可直达口腔，患者就有泛酸感。

（3）其他症状：部分消化性溃疡患者可表现为上腹部隐痛不适，或伴上腹部胀满、厌食、嗳气、呕吐、恶心、身体困倦等症状，一般多见于胃溃疡。但是，这些症状缺乏特异性，部分原因可能与伴随的慢性胃炎有关。病程较长的患者可因影响进食和消化而出现体重减轻，个别患者可因慢性失血或营养不良导致贫血。

2. 消化性溃疡的发病原因

（1）遗传因素。近亲中有患消化性溃疡的人得消化性溃疡的可能性比普通人高出 3 倍。

（2）幽门螺杆菌感染。我国 70％～90％的胃和十二指肠溃疡患者有幽门螺杆菌感染。

（3）精神因素。精神状态不好会造成胃肠功能紊乱，经常处于焦虑、忧伤、怨恨、紧张、恐惧中的人容易得消化性溃疡。

（4）药物因素。长期服用解热镇痛药和某些抗癌药物破坏了胃黏膜，容易得消化性溃疡。

（5）吸烟、饮烈酒。吸烟、饮烈酒的人容易得消化性溃疡。因为酒精会对胃黏膜造成严重的破坏；吸烟可加重十二指肠液的反流，刺激胃黏膜。

溃疡病的发病原因并非一种，而是由多种因素共同作用的结果。有的胃酸分泌过高，有的有明显的遗传因素，有的则与胆汁反流或神经因素有关，也有的因服用药物所致。

3. 消化性溃疡要注意检查

消化性溃疡部位不同需要注意检查以下几个方面：

（1）上消化道钡剂造影：该项检查是诊断溃疡病的重要方法，绝大多数的溃疡病通过这项检查都可以得到确诊。钡剂造影时，胃和十二指肠溃疡形成的凹陷，被咽下的钡剂填充，这个被填充部位叫龛影，只要发现了龛影，就说明有溃疡存在。检查中，不仅可以确定溃疡病的存在，还可以显示溃疡的部位、大小、有无并发症等。但是当溃疡病合并出血时，医生就不会采用钡剂造影检查了。

（2）胃镜检查：胃镜不仅可以观察到某些钡剂造影不能显现的表浅的或扁平的溃疡，还能了解当时的溃疡是处于活动期（用字母"A"表示），还是愈合期（用字母"H"表示），或瘢痕期（用字母"S"表示），并能在直视下采取标本做病理检查。这对于溃疡病的诊断，特别是良性或恶性溃疡的鉴别有很大意义。

（3）胃液分析：十二指肠溃疡患者胃酸分泌多增高；胃溃疡病人胃酸分泌正常或稍低于正常，如果胃溃疡患者高峰排酸明显降低，则胃溃疡就有癌变的可能。所以，胃液分析对于了解胃溃疡癌变有一定意义。

（4）幽门螺杆菌检测：每一位消化性溃疡患者都应该做此项检查。

4. 消化性溃疡的治疗与护理

（1）歼灭幽门螺杆菌：幽门螺杆菌感染的持续存在是胃溃疡复发率高的重要原因，所以，患者首先应查清是否有幽门螺杆菌感染。如有，必须加以根除。由于根除幽门螺杆菌感染的治疗方案有多种，适用于不同的患者，所以不宜自行服药，必须在医生指导下进行正规治疗。消化性溃疡是多发病、慢性病，易反复发作，因而治愈消化性溃疡需要一个较为艰难持久的历程，维持治疗的时间短则 6~12 个月，长则 5~6 年，甚至更长。目前，多数医生采取短期维持治疗。

（2）饮食有规律：进食忌太快，避免过饱过饥，避免粗糙、过冷过热和刺激性大的食物，如香料、浓茶、咖啡等。急性活动期症状严重的患者可给流食或软食，进食次数不必过多，一般患者在症状缓解后可从软食逐步过渡到正常饮食。

（3）戒烟、戒酒：饮酒会促进胃酸分泌和破坏胃黏膜屏障，延迟溃疡的愈合。烟叶中所含尼古丁会降低幽门括约肌张力，促进胆汁反流，也具有抑制胰泌素分泌碳酸氢盐的作用，长期吸烟还会加强迷走神经张力，促进胃酸分泌。

（4）注意护理：如胃痛持续不已，疼痛较剧烈者，应卧床休息，缓解后方可下床活动。出现大量黑便或吐血、便血者，应及时住院治疗。治疗虚寒性胃痛的内服汤药宜温服，并应在疼痛发作前服药；郁热或虚热性胃痛，内服汤药则宜稍凉服用，如伴呕吐者，可将汤药改作多次分服。

5. 消化性溃疡的饮食要求

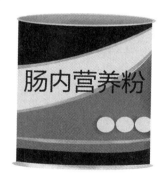

肠内营养粉

肠内营养粉

（1）选用易消化、含足够热量、蛋白质和维生素丰富的食物。富含维生素 A、维生素 B、维生素 C 的食物有新鲜蔬菜和水果等；富含热量食物有稀饭、细面条、牛奶、软米饭等；富含蛋白质的食物有豆浆、鸡蛋、瘦肉、豆腐和其他豆制品等。这些食物可以增强机体抵抗力，有助于修复受损的组织，促进溃疡愈合。泛酸的患者应少用牛奶。

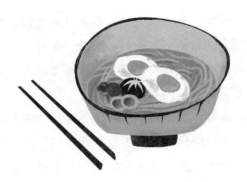

面条、鸡蛋

（2）选择对溃疡愈合有利的食物。例如鸡蛋，取鸡蛋1个，打入碗中，用筷子搅匀，用滚烫的开水冲熟后即可食用，也可吃炖（蒸）蛋。现代医学认为，开水冲鸡蛋质地柔软，容易被胃消化吸收，可大大减轻胃的负担，有利于溃疡病灶愈合。鸡蛋黄中含有卵磷脂，可在胃黏膜表面形成一层薄的疏水层，对胃黏膜有很强的保护作用和抵抗有害因子入侵的防御作用。为避免患者大便干燥，还需常吃些琼脂、香蕉、蜂蜜等能润肠的食物。馒头烤后形成的焦黄部分是由大量的糊精构成的，焦黄的面包皮、焦黄的炒面、烤黄的窝头等也都含大量糊精，特别容易消化。

（3）烹调要得当，以蒸、炒、炖等法为佳。煎、炸、熏等烹制的菜不易消化，在胃内停留时间较长，会影响溃疡面的愈合。

（4）饮食有节制。吃饭定时定量，细嚼慢咽，少说话，不看书报，不看电视；保持情绪松弛，精神愉快，在溃疡活动期，以进食流质或半流质、易消化、富有营养的食物为好。以前提倡溃疡病患者少吃多餐，以避免过饱或过饥，近年来研究认为，尽管进食可暂时缓解疼痛，但少食多餐不断地刺激胃酸分泌，使胃酸分泌整日处在活跃状态，显然不利于溃疡愈合。因此，除急性发作期并发出血、呕血时短期少食多餐外，平时应坚持一日三餐规律进食。

6. 预防消化性溃疡应注意生活方式

消化性溃疡的发病与我们的生活方式、生活习惯有着重要联系，要预防它的发生，应做好以下几个方面：

（1）饮食要求：保证营养的供给，避免刺激性食物，供给适量的脂肪及膳食纤维。在溃疡病急性活动期饮食温度要适宜，勿过烫或过冷，以防刺激溃疡面。

（2）生活有规律：消化性溃疡患者生活要有一定的规律，不可过分疲劳，劳累过度不但会影响食物的消化，还会妨碍溃疡的愈合。一定要注意休息，生活起居要有规律。溃疡病发作与气候变化有一定的关系，溃疡患者一定要注意气候的变化，根据节气冷暖，及时增减衣被。

（3）保持情绪稳定，精神愉快：消化性溃疡是一种典型的身心疾病，心理因素对溃疡影响很大。精神紧张、情绪激动或过分忧虑对大脑皮质产生不良的刺激，使得丘脑下中枢的调节作用减弱或丧失，引起自主神经功能紊乱，不利于食物的消化和溃疡的愈合。保持轻松愉快的心情是治愈消化性溃疡的重要环节。

（4）纠正和改变自己不良的嗜好：如酗酒、嗜烟、滥用药物等。

如果我们能够坚持正确的生活方式，加强自我保健意识，注意科学合理安排饮食，避免精神紧张，那么自己的健康就有了保障。

五、上消化道出血

上消化道出血一般是指屈氏韧带以上包括食管、胃、十二指肠及胆道等消化道的出血，以及胃空肠吻合术后的上段空肠等部位病变引起的出血也属此范围。上消化道出血是内科常见的严重疾病，约占内科住院患者的2%，秋、冬季是高发季节，以中、青年居多，老年病例则以消化道肿瘤、出血为多。引起消化道出血的原因很多，最常见的有消化道溃疡、各种胃炎、急性胃黏膜病变、食管癌、胃癌、食管黏膜撕裂症、肝硬化、食管及胃底静脉曲张破裂、胆道出血、十二指肠憩室、胃肠吻合口及残胃病变等，以及全身性疾病、胃肠道邻近器官病变引起的上消化道出血。

1. 上消化道出血的症状

（1）呕血和黑便。呕血和黑便是上消化道出血的主要临床症状，一般呕血多伴有黑便，但黑便未必伴有呕血。当病变在幽门以上，尤其是出血量较多时，常有呕血；病变位于幽门以下，如果短期内大量出血，血液反流入胃可引起呕血，若出血量少而缓慢，则只出现黑便。呕血的颜色与出血量和血液在胃内停留时间的长短有关，如出血量多，在胃内停留时间短就呈红色或鲜红色；出血量少，在胃内停留时间长，因血红蛋白经胃酸的充分作用，变成亚铁血红素，大便排出黏稠发亮似柏油样颜色，故又称黑便或柏油样大便；出血量多，在胃内停留时间长，肠蠕动增快，则大便排出暗红色血液，或可夹杂血块。

（2）上消化道大量出血可导致急性周围循环衰竭，患者表现为头晕乏力、心慌心悸、恶心口渴、精神萎靡、烦躁不安，甚至出现意识障碍昏厥等。

（3）低热，大量出血后由于血容量减少，引起周围循环衰竭，血分解蛋白的吸收等导致体温调节中枢功能障碍，多数患者在 24 小时内常出现低热，但一般不超过 38.5 ℃，可持续 3~5 天，随后自行恢复正常。

2. 上消化道出血的病因

（1）急性胃黏膜损害：常发生于严重感染、大手术、严重外伤服用对胃黏膜损害的药物之后，及患肺源性心脏病（肺心病）、脑病（中风）等重病之后。

（2）肝硬化食管静脉曲张破裂：肝硬化食管静脉曲张后，因食用硬质食物等原因，可致破裂出血，但肝硬化患者上消化道出血并不都是食管静脉破裂出血，有 30%~50% 患者是因患有消化性溃疡或胃黏膜糜烂而出血。

（3）恶性肿瘤：上消化道的胃癌出血多见，次之为食管癌，下消化道出血以大肠癌多见。小肠肿瘤出血有时可见到。肿瘤引起的消化道出血，是中老年人群中消化道出血的重要原因。

（4）溃疡病：是常见的上消化道出血的病因之一，中老年人胃溃疡出血多于十二指肠溃疡出血。老年人溃疡病症状通常不典型，约有 12% 的病例无疼痛，而以出血为第一症状。

（5）结肠病变：慢性结肠炎、溃疡性结肠炎、结肠血管扩张症、缺血性肠炎、结肠憩室都可发生不同程度出血。

（6）肛门疾病：内痔、肛裂的出血在中老年人中相当常见。

（7）全身性疾病：某些出血性疾病，如流行性出血热，维生素 C 或维生素 K 缺乏等，也可表现为消化道出血。

（8）食管贲门黏膜撕裂：发生于剧烈呕吐后。开始吐出的胃内容物带血，继之呕出新鲜血液，常提示为此病。

（9）食管炎及食管裂孔症：可损伤食管黏膜而致出血。

（10）息肉：息肉出血主要见于大肠。

3. 上消化道出血的检查与治疗

因为上消化道出血可能是多种消化系统疾病引起的，因而要详细了解病史和仔细检查身体，才能确定病因和对症治疗。

（1）X 线钡餐检查一般仅适用于本病出血已停止和病情稳定的患者。

（2）临床在纠正出血性休克，稳定生命体征的原则下，应在出血 24 小时内进行急诊胃镜检查，因为纤维胃镜检查是对消化道出血定位定性的首选方法，该检查对消化道出血的病因与出血部位诊断率可达 80%～94%。

（3）必要时应在医生指导下根据病情选择血管造影、放射性核素检查等，以进一步明确诊断。

发生消化道出血，应采取以下救治措施：

（1）患者应取平卧位。烦躁不安时，可肌内注射地西泮（安定）10 毫克，对患肝病者忌用吗啡、巴比妥类药物。

（2）呕血或大量出血者应禁食；少量出血或单纯黑便者可适当

进流质饮食，病情严重者应吸氧。

（3）放置胃管。可用于吸出胃内积血，了解出血情况，确定出血部位，并可灌注铝镁合剂或其他止血剂药物；鼻饲营养液。

（4）加强护理。防止呕吐物吸入呼吸道而引起肺炎或窒息。

（5）保持静脉通路的通畅，并维持中心静脉压。

（6）要及时补充、维持血容量，改善周围循环，防止微循环障碍导致脏器功能衰竭。

（7）要维持酸碱平衡、电解质平衡。有酸中毒时可用碳酸氢钠静脉滴注。

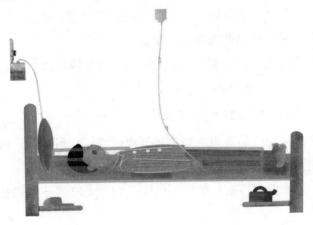

静脉补液

4. 预防上消化道出血的措施

（1）饮食要有规律，注意饮食卫生，不暴饮暴食，防止引起消化道溃疡、肝炎、肝硬化或其他中毒性肝硬化等易造成出血的原发病。

（2）若有溃疡、肝硬化、食管静脉曲张等疾病者更应忌暴饮暴食及食生硬、辛辣、油炸等刺激性食物。

（3）避免过度劳累、受寒，注意休息和保暖。

（4）禁止使用能导致消化道出血的药物，如激素、水杨酸钠制剂等，以免诱发上消化道出血。

（5）及时治疗易于导致消化道出血的疾病，以防疾病发展，引发上消化道出血，使病情更加严重和复杂，给治疗增加负担。

六、腹泻

一般正常人每天排大便 1 次，但也有的健康人 1 天要排大便 1 次以上或 3~4 天才排大便 1 次，这些也属于正常现象。腹泻指原来排大便习惯的改变，排便次数增多，粪便稀薄或含有脓血。如排便次数虽增加但粪便成形正常，不应称为腹泻。在直肠便秘时，由于粪便嵌塞于直肠腔内，刺激直肠黏膜，可有排便次数增加，伴有里急后重感，这种情况亦不应列为腹泻。腹泻可分为急性腹泻和慢性腹泻。急性腹泻有较强的季节性，常发于夏秋两季；慢性腹泻是指反复发作或持续两个月以上的腹泻。腹泻是肠道内保持的水分过多或肠内容物通过肠道过快，其水分来不及吸收的结果。

1. 腹泻的分类及其临床表现

（1）轻型腹泻：大便次数增多，一天少时几次，多时可达十余次，性状为黄色或黄绿色稀便，可混有少量黏液。同时伴有食欲减退，偶尔可有呕吐。但是患者精神尚好，也没有尿量减少、唇舌干燥、双眼不能闭合及皮肤弹性减低等脱水表现，体重可有轻微下降。一般轻型腹泻的病程为 3~7 天，比较容易治愈。

（2）重型腹泻：如轻型腹泻治疗不及时或不恰当，可发展为重型腹泻。表现为大便次数明显增多，一天可达十余次，甚至三四十次。便中水分增加，呈稀水样便或蛋花样便，颜色较浅，可带有少量黏液。患者食欲明显减退，伴有呕吐，精神萎靡，还可有发热，甚至可高热达 39 ℃~40 ℃。患者体重逐渐下降，消瘦，脱水症状明显，尿量显著减少，甚至无尿。

2. 腹泻是多种原因引起的

腹泻是肠道内保持的水分过多或肠内容物通过肠道过快，其水分来不及吸收的结果。腹泻是一组多病原、多因素引起的疾病，对患者的健康有很大的危害性。就目前来说，腹泻病也是我国重点防治病之一。引起腹泻的原因主要分为感染和非感染两大因素。

（1）感染性因素。感染性因素主要包括如下内容：①细菌感染。主要是大肠埃希菌和志贺菌属。常因牛奶污染、牛奶未经煮沸、奶具（如奶瓶、奶嘴）未能每次清洗煮沸或吃了腐败变质有细菌、毒素污染的食物等。②病毒感染。常见轮状病毒、呼吸道肠道病毒感染等。而肠道外感染，如上呼吸道感染、中耳炎、肺炎等，常有明确的原发灶。

（2）非感染因素。非感染因素主要包括4个方面：①饮食不当。如吃得太多、太油、太冷，频繁地调换新食品，都容易引起腹泻。②不良刺激。受凉、过热、情绪不佳，或过分紧张或受惊吓，也会引起腹泻。③过敏性腹泻。因吃了容易引起过敏的食物而致腹泻。④其他。如非特异性溃疡性结肠炎、糖原性腹泻病等。

3. 腹泻要注意检查确定病因

（1）常规化验：血常规和生化检查可了解有无贫血、白细胞增多和糖尿病以及电解质和酸碱平衡情况。新鲜粪便检查是诊断急、慢性腹泻病因的最重要步骤，可发现出血、脓细胞、原虫、虫卵、脂肪瘤、未消化食物等。隐血试验可检出不显性出血。粪培养可发现致病微生物。鉴别分泌性腹泻和高渗性腹泻有时需要检查粪电解质和渗透性。

（2）特殊检查：急性感染性腹泻患者在做常规细菌培养的同时，如怀疑有病毒感染可能者应做粪便病毒分离和特异性的血清病毒抗体检测，必要时用电镜判明病毒病原的性质。

1）急性腹泻恢复期，对早期有脓血便和病原阳性的患者，可做乙状结肠镜检；对治疗不顺利或有慢性化趋向者，镜检有阳性发现者可进行活动组织检查。

2）慢性腹泻患者一般宜先行直肠或乙状结肠镜检查，必要时做纤维结肠镜或纤维小肠镜检查，对所见肠道黏膜的炎症性或赘生性病变等具有肯定的诊断价值。怀疑胆道和胰腺病变时，做经内镜逆行胆胰管成像（ERCP）有重要价值。

3）X 线钡餐、钡灌肠检查和腹部平片，可显示胃肠道病变，运动功能状态，胆结石、胰腺或淋巴结钙化或部分肠梗阻等病变对消化道有无器质性病变和病变部位，常有明确诊断价值。

4）B 超、CT 或 MRI（磁共振）检查常可了解肝、胆、胰等内脏病变，对癌和消化系肿瘤引起的腹泻尤有价值。

4. 腹泻的治疗与调养

腹泻的治疗必须用药与营养调养双管齐下，在治病的同时，保证机体营养的需求。

（1）西医用药：肠道感染是引起腹泻的重要原因，抗感染治疗以针对病原体的抗菌治疗最为理想。复方新诺明、诺氟沙星（氟哌酸）、环丙沙星（环丙氟哌酸）、氧氟沙星对志贺菌属、沙门菌或产毒性大肠埃希菌、幽门螺杆菌感染有效；甲硝唑对溶组织内阿米巴、梨形鞭毛虫感染有效。因此，这几种药物常用于急性感染性腹泻，包括预防和治疗所谓的旅行者腹泻。

（2）中药治疗：中医根据不同病机有补脾健胃、温补脾肾、清利湿热、温中散寒等多种治法，常用的中成药有胃苓散、保和丸、参苓白术散等。常见的涩肠止泻中药有石榴皮、椿皮、肉豆蔻、金樱子等。

（3）治疗中不宜急于止泻：急性腹泻可将肠内的有毒物质排出体外，从而产生保护作用，因此不要急于停止腹泻，要等到将体内的有毒物质排除完后再止泻，以免复发。慢性腹泻很有可能潜藏着其他疾病，因此发生慢性腹泻时最好到医院请医生做详细诊断，而后进行治疗。另外，因过敏性症候群而引发的腹泻，有必要进行精神上的治疗。

（4）合理安排饮食：腹泻可引起严重缺乏营养及水、电解质平衡失调，若饮食安排不当会延长病期，对健康造成极大影响，因此合理安排饮食对腹泻患者尤为重要。具有止泻作用的食品有糯米、小米、山药、莲子、芡实、栗子、樱桃、大枣、黑枣、柿饼等。腹泻者饮食不可过多，要保证营养，也要让胃肠休息。饮食应少纤维素、少油脂，刺激性食品、煎炸食品、荤腥厚味均属不宜。有人喝牛奶会加重腹泻，可改饮酸奶或豆浆。

（5）必须大量饮水：如生理盐水、角豆树茶、胡萝卜汁及绿色饮料（含叶绿素），以补充因腹泻而失去的水分和盐。

5. 腹泻患者宜吃的食物

（1）豆类：选用豆腐最合适，也可食用豆腐汤。

（2）蔬菜类：可以将蔬菜加工柔软些让患者食用。

（3）粮食类：如果不是激烈的腹泻，可以不吃粥而选用柔软的米饭，米饭经过细细咀嚼后反而容易消化和吸收。在面包类中应选烤面包；面条经过煮熟后，也是可以食用的。

（4）芋类：可以食用经过煮烤后的马铃薯和甘薯。

（5）水果类：把蜜饯果品煮熟便可食用，若是完全成熟了的水果，除去其种子和皮，取少量食用。

（6）鱼、肉、蛋类：鱼的白肉、瘦肉含脂肪较少，是可以食用的；肉类可取鸡肉以及除去少许脂肪的猪肉；蛋类，可选用半熟的蛋，以及煎鸡蛋、布丁之类的。

6. 腹泻的日常预防主要是清洁卫生

（1）注意饮食卫生。不吃腐烂、变质的食品。剩饭、粥、乳制品、鱼、肉、蛋等易受葡萄球菌肠毒素的污染，若人们食入易引起葡萄球菌食物中毒。因此剩饭、剩菜等在食用前必须充分加热，从冰箱中取出的食物也应加热后再食用。加食品的用具应做到生食和熟食分开，以避免交叉污染。不可饮用未煮沸的水，凉拌菜宜加点醋和蒜。家用餐具如能按人分用对保证卫生很有好处。

（2）注意食物卫生。动物性食品或海产品在食用前必须煮熟、煮透，海鱼、海虾、海蟹、海蜇等海产品中常存有副溶血弧菌（又称嗜盐菌），人们吃了未熟透的上述海产品后，可引起副溶血弧菌感染。又如猪、牛、羊、鸡、鸭等动物内脏、肉、蛋及乳制品常被沙门菌污染，因此人们在进食这种酱制品或熟肉制品前应重新加热，以防沙门菌感染。蔬菜、水果必须洗净，去掉农药的污染。

（3）注意养成良好的卫生习惯。饭前、便后洗手，要清洁环境，灭蝇、灭蟑。当周围有腹泻患者时，应注意对患者进行隔离，例如，应隔离痢疾患者至症状消失后一周。患者使用的餐具应同其他家庭成员的分开存放，用后可在沸水中煮沸，以达到消毒的目的。患者使用过的被褥要放到户外让日光照射半小时，这样可起到很好的消毒效果。

七、痢疾

痢疾是以肠道（尤其是结肠）炎症为特征的一种综合性疾病。症状有腹痛、里急后重、大便频繁、带黏液或血液等；可能是细菌、病毒、原虫、寄生虫和其他微生物或化学刺激物导致。人们经常所说的痢疾往往特指细菌性痢疾。细菌性痢疾是由志贺菌属引起的。痢疾是一种传染病，是因为志贺菌属可以从一个人身上传染到另一个人身上。正常人如果吃了被志贺菌属污染的水或食物，都可能患上痢疾，所以夏、秋是痢疾高发的季节。痢疾有急性与慢性之分，感染了志贺菌属后，绝大部分患者都是急性痢疾，但如果急性痢疾治疗不合理或不彻底，可转成慢性痢疾。

1. 痢疾的症状与特点

人体患了痢疾后，大多是1～2天后发病，但也有经数小时后就发病的，还有些人，要4～5天，甚至7天后才发病。发病后症状有以下几种：

（1）有脓血便。

（2）有很明显的便意，但大便并不通畅。

（3）可有恶心、呕吐。

（4）发热，体温可高达 39 ℃。

（5）腹痛，以左下腹部为主，有些患者腹痛剧烈。

（6）腹泻，每天排便次数不定，但极其严重的痢疾排便次数并不多，甚至没有腹泻的症状。

诊断痢疾要查便、查血：

（1）慢性痢疾：大便常规检查，可发现大便中有红细胞、白细胞；大便培养和药物敏感试验，有志贺菌属生长；结肠镜检查，乙状结肠有溃疡、息肉，黏膜呈颗粒状。

（2）急性痢疾：血常规检查，可发现白细胞增高；大便常规检查，外观为脓血便，显微镜下发现有红细胞、脓细胞以及巨噬细胞；大便培养及药物敏感试验，可发现志贺菌属生长。

2. 痢疾是由痢疾杆菌引起的

细菌性痢疾是由志贺菌属引起的。最适合志贺菌属生长的温度是 37 ℃。但它在阴暗潮湿和冰冻的情况下也能存活好几周，在水果、蔬菜及腌菜中能生存 10 天左右，在牛奶中可生存 24 天之久；它怕阳光也怕加热，用阳光直接照射或加热到 60 ℃ 保持 10 分钟，就可将其杀灭，一般消毒剂如 84 消毒液等也可杀死志贺菌属。

之所以说痢疾是一种传染病，是因为志贺菌属可以从一个人身上传染到另一个人身上。正常人如果吃了被志贺菌属污染的水或食物，都可能患上痢疾。

夏、秋时节，温度较高，适合志贺菌属生长，而这时苍蝇也较多，苍蝇飞来飞去，是志贺菌属重要的传播者。所以夏、秋是痢疾高发的季节。

3. 痢疾的治疗与调养

（1）患了急性痢疾应在医生的指导下及时彻底地进行抗菌治疗。常用的抗菌药有庆大霉素、诺氟沙星、呋喃唑酮（痢特灵）等。

（2）用药应持续 1 周。不要自行频繁换药。1 周后要复查大便，大便仍不正常者，需改用其他抗菌药物继续治疗。

（3）不要自行服用止泻药。排便有排出毒素的作用，如果大便不能及时排出，志贺菌属产生的毒素被肠道大量吸收，可能导致中毒性痢疾的发生。

（4）要卧床休息。症状较轻的患者可在家休息服药治疗，重症患者应住院治疗。

（5）饮食以流质或半流质为宜，如米粥、藕粉、面条等，但避免喝牛奶，因为牛奶容易引起腹泻和胀气，忌食多油、多渣或有刺激性的食物。

（6）多饮水。有一些草药有抑制细菌的作用，如马齿苋、地锦草、凤尾草等，可任选一种泡水多次饮用。

（7）腹痛加剧时，可以用热水袋放在肚子上热敷。

（8）注意隔离。患者要有自己专用的物品并放在固定的地方，接触患者或拿患者用过的东西后要充分洗手，防止将痢疾传染给家人或其他人。要妥善处理患者的粪便和呕吐物，家中的厕所以及呕吐物污染的地方均应用 84 消毒液消毒。隔离需坚持到患者症状消失，大便培养连续两次阴性为止。

4. 注意饮食卫生预防痢疾

由于痢疾是一种经口传染的疾病，因此预防的关键是注意饮食卫生。

（1）养成饭前、便后洗手的习惯，外出回来或拿用物品后也要洗手。

（2）防止食物被苍蝇叮咬，如被苍蝇叮咬，一定要加热消毒后才能食用。注意居室卫生，消灭有害昆虫。

（3）家中有痢疾患者时，不要吃患者吃剩的饭菜，患者要有自己专用的碗筷。

（4）生吃的瓜果要用专用的洗洁精洗干净。切熟菜要有专用的菜板和刀，不要与切生菜的菜板、刀混用。

（5）喝水一定要喝煮沸的水，不可喝生水。

八、便秘

便秘是指大便秘结不通、排便时间延长、大便干燥，或虽有便意，但排便困难，多为大肠的传导功能失常，粪便在肠道内停留时间过久，水分被过度吸收而导致。一般两天以上不排便，可表示有便秘存在；如果每天排便，但排便困难且排便后仍有残便感，或伴有腹胀，也应纳入便秘的范围。便秘时，常出现下腹膨胀、便意未尽等症状，严重者还会出现食欲缺乏、头晕、无力等症状，这可能与粪便的局部机械作用引起神经反射有关。老年人便秘多与体质虚弱、腹壁松弛、消化功能减退有关。

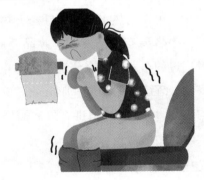

便秘

1. 便秘的临床表现

慢性便秘多无明显症状，只是排便次数少而困难。但长时间便秘者有口苦、嗳气、腹胀、食欲缺乏、发作性下腹痛、排气多等胃肠症状，还可能伴有头晕、头痛、易疲劳等神经官能症症状。

顽固性便秘，排便困难明显，或排便不尽，用泻性的药物无效。大便次数减少，一般每周少于3次。这样由于大便在肠道内停留持久，大量水分被肠壁吸收，导致大便秘结，排便困难，影响生活质量。由于毒素未及时排除，被机体吸收，甚至会引发其他疾病，如直肠癌。

便秘重者，引起骶尾部坠胀，女性可伴有阴道或子宫脱垂，常需用手指挤压阴道或抠出存在直肠末端的干粪便。

便秘可给患者带来精神负担，甚至造成全身不适，必须积极治疗。

2. 造成便秘的原因

（1）饮食过于精细。所吃食物中含膳食纤维太少，致使进入胃肠的食物经胃肠吸收后，所剩余的少量食物残渣对结肠壁产生的刺激较弱，会使肠蠕动减少；同时，少量的食物残渣对直肠壁所产生的压力过小，亦不能引起排便反射。

（2）饮水量不足。饮水过少导致进入大肠内的水分不足，则不能润滑大肠，使大肠内容物干涩难行，而引起大便秘结。如果体液不足，肠液的分泌亦会减少。

（3）吃蔬菜、水果少。水果、蔬菜含水量多，有丰富的食物纤维，是通便的有益食物。现在有些青年人，喜欢吃肉，少吃蔬菜和水果，导致便秘发生。

（4）过食辛辣食物。过多食用一些辛辣食品，导致肠胃积热，耗伤津液，使大便干涩不通。

（5）进食不规律、嗜酒等均可导致便秘。

（6）排便习惯受到干扰。因精神因素、生活规律改变，如长途旅行等，未能及时排便，长期抑制便意，导致便秘。

（7）妇女妊娠，胎儿压迫，腹压升高，导致排便动力减少，也易发生便秘。

3. 便秘患者要特别注意饮食调理

（1）首先，要注意饮食的量，有足够的量，才足以刺激肠蠕动，使粪便正常通行和排出体外；其次，应注意饮食的质，主食不要太精细，要多吃些粗粮、杂粮，因为粗、杂粮消化后残渣多，可以增加对肠管的刺激，利于大便运行；再次，多吃含纤维素多的蔬菜，如多吃青菜、韭菜、芹菜、红薯等。因为纤维素不易被消化吸收，残渣量多，可增加肠管内容物的体积，提高肠管内压力，增加肠蠕动，有利于排便。多吃含脂肪多的食品，如核桃仁、花生米、花生油、菜籽油等，它们都有良好的通便作用。

（2）还要足量饮水，使肠道得到充足的水分有利于肠内容物的通过。特别是重体力劳动者，因出汗多，呼吸量大，水分消耗多，肠管内水分必然被大量吸收，所以预防大便秘结就得多喝水。起床后早饭前喝一杯水有轻度通便的作用。

（3）在吃早餐前，喝点冷开水、牛奶、汽水之类，对便秘是有好处的。

（4）冷却的牛奶有促进大便排泄的功能，最好是刚起床便来一杯。酸奶含有乳酸菌，能使食品发酵，调整肠内细菌的平衡，促进维生素的吸收，手术后产生便秘的人可以多喝这种牛奶。牛奶和酸奶酪富含钙质，临睡前喝一些能酣然入睡。

（5）蔬菜、芋类中富含纤维，能提供维生素和矿物质，是便秘患者理想的食品。为使消化吸收更有效，应多食含纤维素的食品，但这类食物必须经过煮、蒸才能食用。

4. 多运动治疗便秘

运动有利于缓解便秘，如散步、跑步，做深呼吸运动、练气功、打太极拳、转腰抬腿、参加文体活动和体力劳动等均可使胃肠活动加强、食欲增加，膈肌、腹肌、肛门肌得到锻炼，提高排便动力，预防便秘。经常劳动的农村老年人很少便秘，而懒于活动、养尊处优的城市老年人便秘者较多，就说明了这个道理。

根据年龄不同，选择适当的锻炼项目，如慢跑、打球、体操、跳舞等运动能增强胃结肠反射，引起结肠集团运动，会使人产生便意。

指压按摩也是局部运动，对治疗便秘也有一定效果。在做指压按摩之前，最好先搓搓手，把手搓热，这样做的效果才好。

按压的时候最好用指肚，这样不会给皮肤留下伤害，所以最好不要留指甲。另外，做按摩的时候，一定要按照顺序来，不能错乱次序。

（1）双手叠加，以肚脐为中心，顺时针按摩 15 秒。

（2）从上往下推压 5~10 次。

（3）在大便容易滞留的地方——乙状结肠附近用拇指按压。

5. 养成良好的排便习惯

养成良好的排便习惯。忽视便意是女性便秘患者中常见的现象（高达 33％）。其中多因早晨忙于家务、急于赶路上班而来不及上厕所，部分人则为工作中不便离开岗位而强忍便意。经常忽视便意将影响正常排便反射，导致便秘。坐在便器上看书看报是另一种不良排便习惯，不利于排便反射的连续进行。对于不习惯坐式便器者，改为蹲位排便较有利，因蹲位时，肛管直肠角增大，更有利于粪便通过。对于习惯长期服用泻剂排便者，应立即停止使用泻剂，在医生指导下恢复正常排便习惯。

首先，要养成定时排便的习惯，不论是否有便意，最好在固定的时间里去蹲便器一次，这个时间适宜在早晨起床或者自己认为合适的时间。当然，徒有形式也是无济于事的，在蹲便器时要把注意力集中到排便上来，不可再做其他事情，如看书、看报、听广播、想问题等。总之，要把排便时间规定为一天的固定时间，规定为自己一天必不可少的生活内容，以便培养起正常的排便条件反射。

其次，不要人为地控制排便感，在粪便进入直肠产生便意时，立即排便。对有习惯性便秘的人来说，任何一次便意，哪怕很微弱，都是宝贵的，不可轻易放过。便意一经消失，再次产生就不是那么容易了。因为便意的产生是不随人的意志而左右的，忽视便意，不及时去排便，久而久之，便意受到抑制，且粪便在大肠内停留时间过久，过多的水分被吸收，大便变得干结，结果粪便更不易排出。因此，良好的排便习惯可以起到预防和治疗便秘的作用。

6. 顽固性便秘需药物治疗

顽固性便秘可服用轻泻剂，如酚肽双醋酚酊等，或用甘油、盐水、肥皂水洗肠。在选用通便药方面，应注意药效、安全性及药物的依赖作用，长期使用泻药，会产生依赖性，有的泻药还有不良反应，因此应少用泻药。

对慢传输型便秘，必要时可加用肠道促动力药，如西沙必利（普瑞博思）等。

对粪便嵌塞的患者，清洁灌肠或结合短期使用刺激性泻药解除嵌塞，再选用膨松药或渗透性药物，保持排便通畅。

如果直肠内存留大量干硬大便，可使用开塞露外用，或用肥皂水灌肠以软化大便。

另外，还可以利用中草药治疗，及按摩、气功、运动等疗法。

7. 预防便秘并不困难

（1）注意饮食调节：首先要吃饱，肠胃内有足够的饮食量，才会有更多的残渣需要排出体外。俗话说"吃得多，排得多"，就是这个意思。其次，在主食上要多吃些粗粮、杂粮，副食上要多吃蔬菜，这些食物含有较多的渣子和纤维素。渣子和纤维素吸收水分多，对肠管有刺激，需要和水分一起排出体外，这就可增加粪便量，减少便秘。如经常吃些玉米、大麦、燕麦、豆类、菠菜、韭菜、芹菜、红薯等，就可明显地减少和消除便秘的发生。多吃含脂肪多的食品，如核桃仁、花生米、花生油、芝麻油等，它们润滑性强，都有良好的通便作用。

（2）注意足量饮水：饮水可以使肠道得到充足的水分有利于肠道润滑和增加粪便，便于肠内容物的通过。特别是夏季重体力劳动者，因出汗多，呼吸量大，水分消耗多，肠管内水分必然被大量吸收，不利于排便，很易发生便秘，所以想预防大便秘结就得多喝水，每天喝 6～8 杯水为宜。

（3）养成良好的排便习惯：排便应定时。到一定的时间就要排便，如果经常拖延排便时间，破坏好的排便习惯，会导致排便反射减弱，引起便秘，故不要人为控制排便感。经常便秘者一定要注意把排便安排在合理时间，养成良好的排便习惯。

（4）多运动：运动有利于缓解便秘，如散步、跑步，做深呼吸运动、练气功、打太极拳、转腰抬腿、参加文体活动和体力劳动等均可使胃肠活动加强、食欲增加，膈肌、腹肌、肛门肌得到锻炼，提高排便动力，预防便秘。

九、消化不良

消化不良是一种由胃动力障碍引起的疾病，也包括胃蠕动不足的胃轻瘫和食管反流病。症状表现为断断续续的有上腹部不适或疼痛、饱胀、灼热、泛酸、嗳气等。常因胸闷、早饱感、腹胀等不适而不愿进食或尽量少进食，夜里也不易安睡，睡后常有噩梦。影响营养吸收和身体健康。到医院检查，除胃镜下能见到轻型胃炎外，其他检查如 B 超、X 线造影及血液生化检查等，都不能检查出不正常的表现。

1. 消化吸收不良综合征的临床表现

（1）腹泻为主要症状：多数患者腹泻频繁或间歇发作，极少数无腹泻或有便秘。粪便的特征可随引起吸收不良的疾病而不同。典型脂肪泻的粪便为色淡、量多、油脂状或泡沫状，常漂浮于水面，且多具恶臭味；轻度脂肪泻大便可无明显改变。

（2）腹痛、腹胀：腹痛少见，多为胀痛，常在排便前发生，约半数患者有明显胀气及恶心呕吐。

（3）体重减轻：有半数以上的患者，由于营养吸收不足和食欲缺乏造成体重减轻，主要是蛋白质、脂肪等因营养吸收障碍而过多丢失所致。轻者可无明显表现，严重的患者呈现进行性消瘦、衰弱无力以至恶病质。长期蛋白质吸收不良以及一些侵犯肠黏膜疾病导致肠腔丢失蛋白质，可出现低蛋白血症和水肿症状。

2. 消化吸收不良的病因

消化吸收不良综合征是由于各种疾病引起小肠对摄入的营养物质消化和吸收不足而造成的临床症候群。其病因各异，而临床表现和实验室检查有相同之处，即对蛋白质、脂肪、碳水化合物、维生素、矿物质和水等的消化吸收障碍，常以脂肪消化吸收不良最为突出，称为脂肪泻，也可有多种营养素的吸收障碍。

3. 消化不良宜补充营养素

消化吸收不良的患者，有腹泻、腹痛、消瘦、贫血及全身性营养不良等症状。因此，饮食调养对改善上述症状，促进患者康复有十分重要的作用。

下面给出消化吸收不良综合征的饮食治疗原则：

（1）供给充足的热能和蛋白质：由于长期慢性病程，消化吸收不良机体消耗大，应供给充足的热能，以防止体重继续下降。可供给高蛋白、高热能、低脂、半流质饮食或软米饭。蛋白质 100 克/天以上，脂肪 40 克/天，总热能为 10460 千焦/天，选择脂肪含量少且易消化的食物，严重者可采取要素饮食及匀浆饮食，以保证热能及蛋白质平衡。

（2）补充足够的维生素：除食物补充外，必要时补给维生素制剂。结合临床症状，重点补充相应的维生素，如维生素 A、复合维生素 B、维生素 C、维生素 D、维生素 K 等。

（3）注意电解质平衡：严重腹泻时电解质的补充极为重要，早期可静脉补充。饮食中给予鲜果汁、无油肉汤、蘑菇汤等。缺铁性贫血者可进食含铁丰富的食物，如动物肝脏等，必要时口服铁剂。

4. 消化不良患者应注意饮食方式

（1）少量多餐：选择细软易消化的食物，既保证足够营养，又不致加重肠道负担。在烹调上尽量使食物细、碎、软、烂，以煮、烩、烧、蒸等方法为宜，避免油煎、油炸、爆炒等，以减少脂肪供给量。应注意食物的色、香、味、形，想方设法提高患者食欲。每天以 6~7 餐为宜。

（2）少吃油炸食物：因为这类食物不容易消化，会加重消化道负担，多吃会引起消化不良，还会使血脂增高，对健康不利。

（3）少吃腌制食物：这些食物中含有较多的盐分及某些可致癌物，不宜多吃。

（4）少吃生冷、刺激性食物：生冷和刺激性强的食物对消化道黏膜具有较强的刺激作用，容易引起腹泻或消化道炎症。

（5）规律饮食：研究表明，有规律地进餐，定时定量，可形成条件反射，有助于消化腺的分泌，更利于消化吸收。

（6）定时定量：要做到每餐食量适度，每天三餐或多餐。到了规定时间，不管肚子饿不饿，都应主动进食，避免过饥或过饱。

（7）温度适宜：饮食的温度应以不烫不凉为度。

（8）细嚼慢咽：对食物充分咀嚼，次数越多随之分泌的唾液也越多，对胃黏膜有保护作用，以减轻胃肠负担。

（9）饮水择时：最佳的饮水时间是晨起空腹时及每次进餐前 1 小时为宜。餐后立即饮水会稀释胃液，用汤泡饭也会影响食物的消化。

（10）注意防寒：胃部受凉后会使胃的功能受损，故要注意胃部保暖不要受寒。

5. 预防消化不良少吃不容易消化的食物

（1）不要吃油煎、油炸和含油脂较多的食物：这类食物质地比较硬，不容易咀嚼得非常细碎和搅拌得非常均匀，而且外面还裹了一层油脂，会影响到胃液的分泌，当然就阻碍了它们在胃和小肠中的消化。

（2）少吃糯米性食物：年糕、汤圆、粽子等都属于糯米性食物。由于糯米黏性很大，所以非常不容易消化，如果在胃肠中停留时间过长，会刺激胃液过度分泌，容易导致胃痛、胃胀甚至慢性胃病，所以胃肠功能不好的人要少吃糯米食品。

（3）少吃高纤维食物：纤维大都来自植物性食物，在人体中不易被消化吸收，例如麸皮、水果的皮和种子、豆类的外皮、蔬菜中的粗纤维等，典型的代表是芹菜和柚子。胃肠功能弱的人应尽量少吃。

十、消化道癌症

人体在各种不良因素的作用下，身体里某个或某些部位组织中的细胞发生异常增生而形成的新生物就是肿瘤，发生异常增生的细胞就是肿瘤细胞。肿瘤有良性和恶性之分。良性肿瘤绝大多数生长缓慢，不发生转移，一般靠手术切除就可以治好。恶性肿瘤就是常说的癌症，是目前危害人类健康最严重的一类疾病。恶性肿瘤细胞的生长非常旺盛，难以控制，并会从开始长出的部位迅速向其他部位转移。许多情况下，手术切除也不能完全治好，容易复发。常见的消化道恶性肿瘤包括食管癌、胃癌、肝癌、胰腺癌、大肠癌等，其中的食管癌、胃癌和肝癌都是我国多发的恶性肿瘤。

1. 要重视胃癌早期的信号

胃癌较难早期发现，所以对可能是发生胃癌的信号要特别重视，一旦出现，一定及时去医院检查。胃癌的早期信号是：

（1）上腹胀痛。这是发生胃癌最常见的信号，出现较早，大部分胃癌患者都有这个表现。这些表现常被当作胃炎或胃溃疡治疗，治疗后症状虽能暂时减轻，但随着病情的发展，上腹胀痛会加重，发作次数增多且持续时间延长。

（2）大便隐血试验阳性，或出现黑便、呕血。此信号的出现有迟有早。有些患者在早期胃癌阶段就可发生出血，而有的患者一旦出现此信号就已到了进展期胃癌。所以，以往没有胃病的中老年病人，一旦出现黑便，应马上去医院检查。

（3）食欲减退、消瘦、乏力等，这是胃癌常见的表现，有时也是胃癌最先表现出的报警信号。如果同时也出现上腹胀痛，就更应该怀疑是否有发生胃癌的可能。

（4）早期胃癌症状轻微。大多数人有不同程度的上腹部不适或疼痛。全身一般情况均好在普查中发现的早期胃癌可无症状。由于早期无特殊症状，据统计，从出现症状至确诊平均有 6 个月时间，如果提高警惕，许多患者可能更早地发现。中晚期胃癌几乎都有症状，常见的症状是上腹部疼痛和不适。疼痛常无规律，持续时间较长，可发生在进餐时，可出现在胃部的不同部位，表现的程度和性质也可不同。发生在幽门区的溃疡型胃癌，疼痛可和溃疡病相似，而在胃底部的癌变则症状较轻或无症状。

年轻人可能因体质好、耐受力强，得胃癌常常无征兆，所以每4 个年轻的胃癌患者中就有 1 个被漏诊或误诊。而年轻人得胃癌一旦被发现时，已到晚期，而且年轻人的胃癌恶性程度往往较高，所以，年轻人要格外警惕。如长期胃部不适，治疗效果不好，应尽快去医院做相应检查，警惕胃癌的发生。

2. 诊断胃癌要做的检查

一旦发现胃癌的早期信号，必须进行医学检查。有条件的健康人，虽然没有胃癌信号，也要每 1～2 年做一次检查，这可以更早发现胃癌，对治疗更有利。胃癌检查包括：

（1）胃镜检查可以发现早期胃癌，鉴别出良性溃疡和恶性溃疡。

（2）钡餐造影检查是诊断胃癌，特别是早期胃癌的重要方法之一。

（3）在胃镜检查时取胃黏膜病变组织进行病理检查，是确诊胃癌的最重要的证据之一。胃镜检查与病理检查联合应用诊断胃癌的准确率可达 97.4%。

（4）粪便隐血试验，是早期诊断胃癌的简易方法，90% 的胃癌粪便隐血试验呈阳性。多次检查持续呈阳性，超过 1 个月，经内科治疗也不转阴者，就要考虑是否患胃癌了。本法简单易行，可多次、反复检查，应作为首选方法。

（5）胃液分析。胃癌患者的胃酸分泌较少，其程度与肿瘤大小有关，胃癌体积越大，低酸或无酸倾向越大。

3. 胃肠癌要及时接受手术治疗

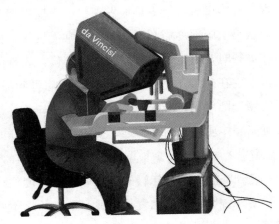

机器人手术

胃癌的治疗目前还没有特效药物，而且病情发展很快，胃癌病人在出现症状后若不及时进行手术治疗，90%以上的患者会在1年内死亡。而如果及时接受手术治疗，早期胃癌患者的5年生存率可达95%以上；进展期胃癌患者手术后5年生存率仅为20%了。手术治疗不仅可用于胃癌初发患者，胃癌复发的患者还可再次接受手术治疗，将剩余的胃全部切除。胃肠癌的手术治疗效果比较理想，多无转移现象。

当然，除了手术治疗，还应该按照医生的安排接受综合治疗。不过，放疗对胃癌的治疗效果不理想。

4. 胃癌手术治疗应按不同病期进行

胃癌是我国病死率最高的恶性肿瘤。临床上遇到的胃癌病例多属进胀型胃癌，手术切除术的5年生存率超过90%，如果胃癌都能做到早期手术，就能大大延长胃癌术后的生存时间。因此，力争早期发现胃癌十分重要。为了延长胃癌患者的生存期，提高胃癌的治愈率，必须做到早期发现、早期诊断、早期治疗，即所谓的胃癌"三早"。胃癌的治疗是以外科疗法为主的综合治疗，按病期不同可采取不同的治疗方法。根治性外科手术切除胃癌组织加相关区域淋巴清扫是目前唯一可能治胃癌的方法，分胃全切除和胃部分切除两种。只要有手术条件，原则上宜进行手术治疗。

（1）早期胃癌：以手术根治切除为主，可酌情配合化疗、中药、免疫等综合治疗。

（2）胃癌中期：应争取做根治性手术或者做姑息性（暂时减轻患者的某些症状）切除术，术后可以使用中药、化疗、免疫等综合性治疗。

（3）胃癌晚期：在患者全身情况允许，又无远处转移，在争取做姑息性切除术或短路性快捷方式手术后实施化疗、中药等综合治疗。

胃癌患者如有手术禁忌证不能手术者，可用中药、化疗、免疫治疗等保守治疗。

5. 胃切除后患者饮食调养

胃被部分或全部切除时，会导致以下几种情况：①消化液部分或全部缺失；②食物直接由口腔、食管进入小肠，其温度、渗透压、酸碱度几乎保持原样；③导致幽门腺的功能缺失；④十二指肠的生理作用发生变化；⑤内因子分泌减少，使维生素 B_{12} 和铁的吸收受限，造成贫血。

胃切除术后的饮食护理十分重要，科学的饮食护理主要是指：

（1）供给机体足够的营养以促进创口愈合，帮助机体尽快恢复。

（2）改变食物的加工方法和有意识地添加一些营养物质以促进机体对营养物质的吸收。

（3）增加餐次以增加机体吸收营养物质的机会。

术后进行自我饮食护理，既能弥补手术前疾病的慢性消耗，又可弥补手术创伤所造成的损失，同时对机体的恢复也有着十分重要的作用。可按阶段科学进食：

第一阶段：定时、定量供给，每天六顿饭比较合适。以流食为主，每餐量由 40 毫升逐渐增至 100～200 毫升。这样就不至于引起肠腔过分膨胀和牵引残胃所产生的一系列血管收缩症状。如鸡汤、排骨汤、鱼汤、牛肉汤、米汤冲蛋、蒸蛋、菜泥等；第一阶段的后半期可采用适量白米粥、肉汁粥、小薄面片等，为适应第二阶段膳食做好准备。

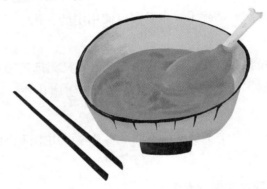

鸡汤

第二阶段：相比于第一阶段，尽量做到糊状，不稀不干，五餐较好。当患者状态较好时，可再增加一些如细切面、面包、馒头、软面饼等稠的食物。副食可用煮蛋、荷包蛋。也可食用煮烂或做软的鱼、虾、鸡、猪肉。豆腐、豆腐脑、嫩菜叶、茄瓜类，以及熟透、质软的水果。

第三阶段：除了油炸食品和甜食外，其他食物都可食用。但进餐时仍然要避免饮用饮料。如果需要，可在餐前或餐后 30 分钟饮用。

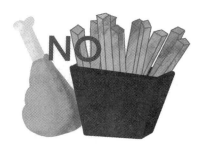

油炸食品

6. 胃肠癌的医学治疗

（1）胃镜下治疗：胃镜下治疗是胃镜下通过一定的器械将胃癌去除是一种准手术的方法，即胃镜介入治疗。主要用途如下。①早期胃癌的去除，如高频电凝切术、微波凝固治疗和光动力治疗等。其优点是痛苦小，损伤少，花费不多；缺点是胃癌组织的去除可能不彻底。②胃癌的姑息治疗，如造瘘或置管等解决进食梗阻和不能进食问题。③胃癌出血的治疗。可通过局部的喷止血药、套扎、注射硬化剂等各种措施来控制出血。

（2）化疗：单纯的化疗对胃肠癌的效果较差，因此化疗只作为胃肠癌手术治疗的辅助性治疗方法。化疗分为术前、术中和术后化疗。其目的主要是使癌灶局限，消灭残存的癌灶及防止胃肠癌的复发和转移。对于晚期且没有手术治疗指征的胃肠癌患者，为了缓解症状，提高生活质量和延长寿命，也可考虑单纯进行化疗。

在我们身边有一类特殊
的人群——"肠造口人"

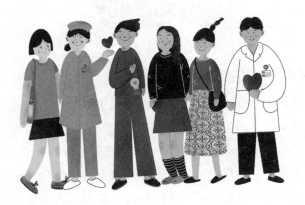

认识肠造口

由于疾病治疗需要，通过手术将肠的末端缝
于腹壁形成一个开口，用来排泄粪便。

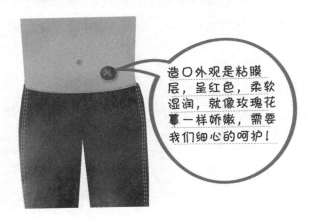

造口外观是粘膜
层，呈红色，柔软
湿润，就像玫瑰花
一样娇嫩，需要
我们细心的呵护！

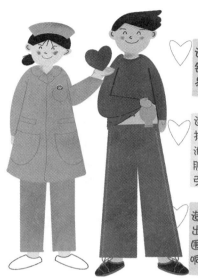

造口对疼痛感觉迟钝，发生损伤后不易察觉；

造口没有括约肌，排泄不受控制，排泄物对造口周围皮肤有腐蚀性，容易引起皮肤炎症；

造口护理不当，易出现造口及造口周围皮肤并发症，影响生活质量。

理想的肠造口

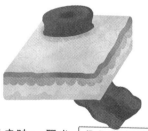

高度：高于皮肤1-2厘米 { 易于观察，易于排泄物排泄

开口位置：可能的最高点 { 排泄物易于进入造口袋

颜色：牛肉红、玫瑰红 { 血运良好

形状：圆形 { 利于底盘剪裁

肠造口分类

>> 按时间分为：临时造口、永久性造口

>> 按部位分为：回肠造口、结肠造口

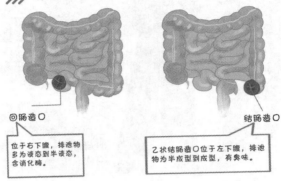

回肠造口

位于右下腹，排泄物
多为液态到半液态，
含消化酶。

结肠造口

乙状结肠造口位于左下腹，排泄
物为半成型到成型，有臭味。

怎样护理肠造口

预防为主＋正确佩戴造口袋
＋配合使用造口三件宝

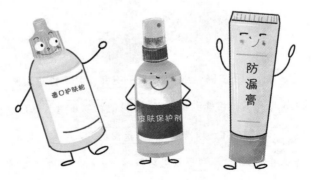

造口护肤粉

皮肤保护剂

防漏膏

怎样更换一件式造口袋

1、摘　　自上而下摘除旧造口袋
　　　　　　（动作轻柔）

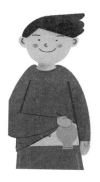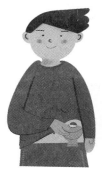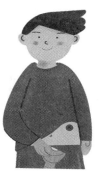

2、洗

用温水或盐水清洁造
口及周围皮肤（勿用
酒精、络合碘等刺激
性消毒剂），并擦干
水渍。

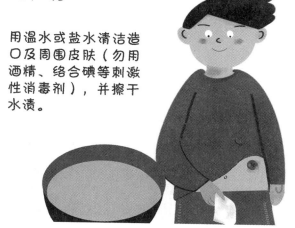

3、看👀

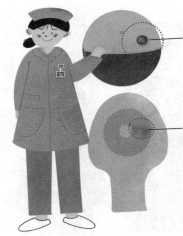

观察造口及周围皮肤
如出现问题及时处理。

观察旧造口袋底盘有
无渗漏，哪处渗漏则
加强该处防护。

4、量

用造口尺测量造口的大小

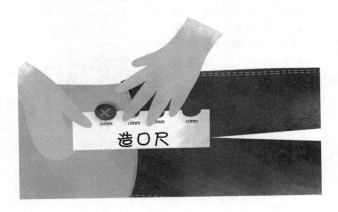

5、剪 ✂

根据测量的尺寸剪裁造口底盘

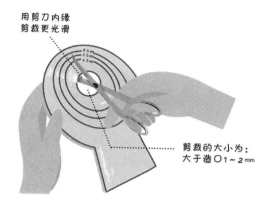

用剪刀内缘
剪裁更光滑

剪裁的大小为：
大于造口1~2mm

6、撒 ✶✶✶

撒造口护肤粉 吸收2~3分钟

造口护肤粉具有良好的吸收能力，使皮肤保持干爽，减轻对皮肤的刺激，适用于发红、擦及丘疹等。

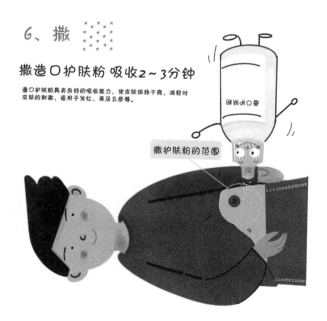

造口护肤粉

撒护肤粉的范围

7、涂 〜〜〜 **喷皮肤保护剂或涂皮肤保护膜**

主要作用是保护造口周围的皮肤，阻隔粘胶或者分泌物对皮肤的刺激。

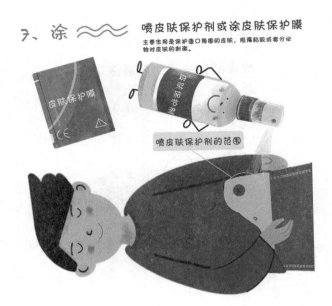

按需涂抹防漏膏或使用可塑贴环

主要作用于密封造口、填平造口周围皮肤的凹陷处。

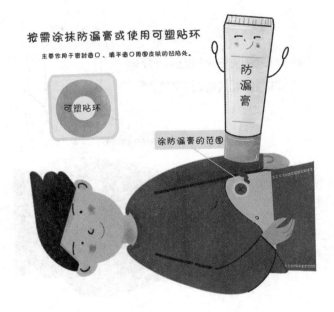

8、贴

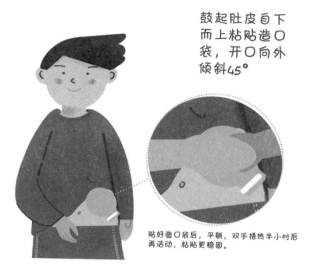

鼓起肚皮自下而上粘贴造口袋，开口向外倾斜45°

贴好造口袋后，平躺，双手捂热半小时后再活动，粘贴更稳固。

一件式造口袋更换流程

7. 化疗期间的饮食调养原则

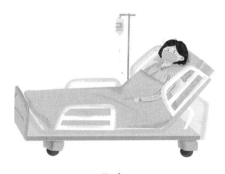

化疗

　　肠癌、胃癌患者化疗时的不良反应常给患者造成较严重的消化道反应，如恶心、呕吐、食欲缺乏等。这时候饮食调理很重要，它将直接决定化疗是否能顺利进行。膳食营养应针对化疗的不良反应及消化道反应进行，从营养供给角度看，应满足高蛋白、维生素丰富、热量充足的要求，饮食宜清淡、营养、易消化。

（1）进餐时间应避开化疗药物作用的高峰期。如果肠胃病患者口服化疗药物，容易对胃造成刺激，在服药前进餐最好，因为药物一般要经过 2~3 小时才被血液吸收，这时候浓度较高，即使有消化道反应也是空腹状态，症状会轻得多。

（2）饮食以高蛋白、高维生素、高热量为宜。这是因为化疗期患者的食欲相对较差，常出现恶心、呕吐等症状，这时候的饮食要以稀软易消化、少量多餐为好。即使患者有呕吐，也要坚持进食，如果进食量不够，可通过输液补充葡萄糖、维生素、氨基酸，必要时给予白蛋白。

（3）胃肠癌患者在化疗时常会因某些化疗药物如氟尿嘧啶等不良反应导致腹泻。从而造成大量消化液损失，发生水电解质代谢紊乱及酸碱平衡紊乱，对于胃肠癌患者是非常不利的。这时候应让患者尽量多休息，多饮水，吃流质或半流质等少渣食物，而含纤维素较多的蔬菜、水果应尽量少吃或不吃，以防刺激肠蠕动使腹泻加重。

8. 患者化疗期间要增进食欲

胃肠癌化疗或术后化疗会影响患者的食欲，饮食不佳，不利于患者营养保健，应从饮食上调理，以增进食欲。

（1）调理食谱，改变烹调方法。新食物往往能增进食欲，改变烹调方法也会使食物具有不同的色、香、味，也可以增加食欲。值得注意的是，烹调时一定要达到食物比较熟烂的程度以有利于患者消化吸收。

（2）多吃富含维生素的新鲜蔬菜、水果。这类食物可以增加抵抗力和食欲。但每次量不宜多，应少量多餐。胃肠功能基本恢复后，可以吃一些清淡爽口的生拌凉菜和水果，特别是在化疗、放疗期，具有明显的开胃作用。

（3）烹调以少油清淡为宜。化疗反应较重的患者可进食少油或不放油的凉拌菜或酸性食物，可起到开胃作用。

（4）忌食辣椒、白酒等辛辣刺激性食品，以保证化疗效果。

（5）适当食用一些开胃健脾的药膳。如山楂肉丁、黄芪山药羹等都具有益气活血、增加食欲，提高胃肠吸收功能的作用。可在做饭菜时加一些开胃中草药。

9. 放疗、化疗患者不同反应的饮食要求

患者化疗出现不同症状，应根据不同反应选择食物调理，以补充营养和减轻反应症状。

口干、咽部疼痛、食管炎：多食清凉、无刺激性的饮食，饭菜不宜太热，喝果汁、酸奶等。

恶心、呕吐：饮食宜清淡而少油腻，少食多餐，可口含鲜生姜片，或用中药陈皮、柿蒂、竹茹煎水当茶饮。

腹胀、腹泻：宜食易消化、清淡、少油腻的食品，如半流质饮食或少渣饮食，忌食纤维素多的食品及油腻、寒冷食品等。

便秘：多食新鲜蔬菜、水果及其他富含纤维素的食物，如香蕉、苹果、红薯等；睡前可服蜂蜜水，必要时服中药麻仁润肠丸。

尿频、尿急、尿痛及血尿：多饮水，多排尿。

食欲缺乏：调动患者的视觉、嗅觉以增加食欲，饮食以营养丰富、清淡易消化的食品为宜。

血常规下降：注意加强营养，选择含铁较多的食品，如动物的肝脏、蔬菜、水果等，如菠菜、芹菜、杏、桃、葡萄干等。

10. 有防治胃肠癌作用的食物

如维生素 C、维生素 A、维生素 B_6、维生素 E、膳食纤维以及微量元素硒等，含有抗癌物质，经常食用可达到防癌、抗癌的目的。

（1）维生素 C：因为维生素 C 可使亚硝酸还原为一氧化碳，从而能阻断致癌物胺的硝基反应，因而维生素 C 能够有效预防癌症。平时可以多食用新鲜的蔬菜和水果，尤其是绿叶蔬菜和橘类水果，

因为这些蔬菜和水果富含维生素 C。

（2）维生素 E：维生素 E 是一种重要的细胞内抗氧化剂，它抑制癌症的作用机制与维生素 C 相似，因而也可以多食用富维生素 E 的蔬菜。核桃、花生、海产品维生素 E 含量丰富。

（3）维生素 A：维生素 A 可改变癌细胞膜的通透性，促进癌药进入癌细胞中，不仅有预防各种肿瘤的作用，还因有多链结构可起到增加抗肿瘤药物疗效的作用，同时它也是人体必需的维生素。动物的肝、瘦肉，以及新鲜蔬菜之中富含维生素 A 和维生素 A 原。

（4）维生素 B_6：血液中维生素 B_6 含量最高的人，患结肠癌的概率比含量最低的人低 44％；从食物或补充剂中获取最多维生素 B_6 者，发生结肠癌的可能性不到 49％。

（5）膳食纤维：膳食纤维有较强的吸水性，因而能增加粪便的体积，使粪便成形，利于排便，由于粪便在肠道内的停留时间大大减少，因而粪便里的致癌物质与肠壁的接触时间就会变短，这就降低了肠道中致癌物质的浓度，从而减少发生大肠癌的危险。与此同时，膳食纤维的摄入能够减少肠胃对动物性脂肪和胆固醇的吸收，因而也在一定程度上降低了大肠癌发病的机会。富含膳食纤维的食物有柑橘、苹果、卷心菜、番茄、南瓜、胡萝卜、小麦、大麦、玉米、豆类等。

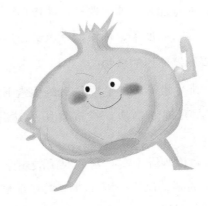

大蒜

（6）大蒜：主要是大蒜里含有大蒜素、硒、锗及维生素 C，无论在抑制肿瘤局部生长，还是防止肿瘤转移方面，均有协同作用。大蒜中脂溶性挥发油等有效成分可激活巨噬细胞的功能，增强免疫力，这对阻止癌细胞的扩散以及提高机体的抗病能力有重要的作用。因此，常吃大蒜可预防胃癌、食管癌的发生，还有抑制肝癌细胞的作用。

11. 防治胃肠癌食谱举例

（1）荔枝银耳羹：干银耳 100 克，荔枝 20 枚，冰糖适量。银耳洗净，泡发，除去银耳的根部，备用。砂锅倒入清水烧沸，放洗净的银耳，加冰糖，小火慢煨。食用时加入去核的荔枝。帮助胃肠蠕动，减少脂肪吸收，有利于预防大肠癌。

（2）蒜爆羊肉：羊肉 400 克，大蒜 50 克，薤白 40 克，植物油、芝麻油、盐、淀粉、酱油、料酒、白砂糖各适量。羊肉洗净，切薄片；大蒜、薤白切片备用。将蒜片、薤白片与羊肉一起放入锅内，加入盐、酱油、料酒、淀粉、白砂糖拌匀。炒锅置火上，倒入植物油，烧热后放入拌匀的食料，煸炒至肉熟，调汁紧裹时，淋上芝麻油出锅即可。此菜开胃补虚，补气滋阴，暖中补虚，开胃健脾，防治胃癌。

（3）香菇鸡丝粥：鸡肉 100 克，大米 50 克，小白菜 1 棵，新鲜香菇 30 克，盐、胡椒粉各适量。鸡肉洗净，切丝，加胡椒粉、盐拌匀；小白菜洗净、切段；香菇洗净，切片备用。大米洗净，加适量清水煮粥。大火煮沸后改小火继续煮。10 分钟后加入鸡丝、香菇，熟后放入白菜、盐即可。此粥富含维生素 C、维生素 E 等，养脾健胃，对肠胃癌患者有很好的辅助调养作用。

12. 通过饮食预防大肠癌

大肠癌是指大肠黏膜上皮在环境或遗传等多种致癌因素作用下发生的恶性病变，是一种严重威胁人类生命健康的恶性肿瘤。由饮食干预可以降低大肠癌的发病率。

（1）多食用富含膳食纤维的水果和蔬菜：膳食纤维能增加粪便量，因而稀释了结肠内的致癌毒素，从而减少了大肠癌的发病概率。富含膳食纤维的蔬菜有小白菜、油菜、芹菜、苋菜、木耳菜、芥菜、雪里蕻、小萝卜缨和茴香等绿色叶菜；富含膳食纤维的水果有苹果、草莓、菠萝、香蕉、大枣等。

（2）多食用含有抗癌物质的食物：如葡萄、草莓、苹果含有的植物酚，大蒜、洋葱、韭菜、葱富含的硫醚，柑橘富含的萜，以及胡萝卜、西瓜中含有的胡萝卜素、维生素 A 原，都是抑制癌细胞的物质，常食有助于预防大肠癌的作用。

（3）少吃脂肪与红肉（猪肉、牛肉、羊肉）：科学研究显示，摄入脂肪过多的人患大肠癌的概率要比一般人高出 32%，而红肉一直都是大肠癌发生的重要危险因素，因而减少食物中脂肪的含量，以及减少食用红肉，十分有助于预防大肠癌。

（4）戒烟忌酒：科学研究已经证实，吸烟是诱发大肠癌的重要原因，而酒精也是大肠腺瘤的危险因素。因此，为了预防大肠癌，戒烟忌酒很重要。

13. 常见饮食致癌的因素

在癌症患者中有 60% 以上是消化系统肿瘤，哪些食物能致癌，就成为人们普遍关注的问题。目前，世界卫生组织列出的致癌物有 200 多种，其中最主要的有亚硝胺、黄曲霉素和 3，4-苯并芘。

（1）亚硝胺：亚硝酸盐与人体内的仲胺结合会形成亚硝胺，它是一种强致癌物。容易导致人体多种组织、器官癌变，特别是对胃、肝、咽喉、食管的危害最大。而腐烂的蔬菜、腌菜、咸鱼、咸肉等亚硝酸盐的含量非常多，如果长期食用这些食品，癌症的发病率就会明显提高。

（2）苯并芘：致癌性非常强。其在熏烤的鱼肉食品和香烟的烟雾中含量较多，很容易诱发肺癌。调查显示，吸烟者的肺癌发病率比不吸烟者高 10 倍以上。

（3）黄曲霉素：致癌性极强。其致癌毒性是亚硝胺的 75 倍，食用含黄曲霉素的食物非常容易导致肝癌、胃癌、食管癌及肺癌等。黄曲霉菌存在范围非常广，花生、玉米、棉籽、大米、豆类、麦类及薯干等谷类、果类食物最容易受此菌污染，发生霉变。因此，霉变食物千万不要食用。

（4）不良饮食习惯：长期高盐膳食使胃癌发病率明显增加。长期高脂肪、缺少膳食纤维会增加肠癌、乳腺癌、前列腺癌的发病率。缺乏蛋白质和 B 族维生素易引起肝癌和鼻咽癌。饮食缺碘易引起甲状腺肿瘤。香精、色素、防腐剂、甜味剂等食品添加剂有致癌作用。吃烫食、快食和有蹲食等习惯易引起消化道肿瘤；常吃熏烤食物也会导致癌症发生。

14. 消除肠内毒素有利于防癌

在健康的肠道中，粪便迅速被排出，不至于产生太多影响健康的内生性毒素。但是，当饮食不正常、运动不足、压力、疾病、药物等导致肠道健康失衡时，内生性毒素就会累积，而且运送至全身，破坏免疫系统，引发包括癌症、过敏等多种病变。身体的毒素中有 80% 的毒素在肠道中，还有 20% 存在于毛孔、血液以及淋巴等部位。可见，只要保障了肠道的清洁，毒素导致的身体危机也就解决了大半。

肠道是人体内最大的微生态环境，它的正常与否，对人体的健康和寿命有着举足轻重的影响。俄国著名科学家梅奇尼可夫在 1905 年曾指出：大肠内积聚的食物腐败后，产生有害细菌，继而形成毒素，毒素被肠壁细胞吸收后会引起慢性中毒，导致人体的疾病和衰老。这便是获得诺贝尔奖的"自身中毒"学说。中医学理论中所说的"渣"，即为附着在肠壁上的食物残渣，也就是我们所说的内生性毒素。

体内毒素虽然是在体内产生的，但是和我们的日常生活习惯密切相关，如果你喜欢香烟、酒精、咖啡因，经常吃高糖、高脂肪、高蛋白的食品或者经常暴饮暴食，那么你体内的毒素含量就会远远高于其他人。同时食品中的防腐剂、添加剂、香精、调料，生活中的噪声、水和空气污染，杀虫剂、室内装饰材料污染，以及精神压力和忧郁的情绪等都是产生毒素的因素。

如果人们常吃些粗杂粮、蔬菜和水果以及多饮水，增加体内纤维素、维生素以及水分，就可以有利于排除体内毒素，减少癌症的发生。

十一、细菌性食物中毒

常见的肠道传染病一般是由患者或带菌者，借助于水、食物、密切接触或苍蝇等传播。主要有呕吐、腹痛、腹泻和发热等症状。

由细菌或细菌毒素引起。常常有共同进餐的人一起发病的情况，且有严重呕吐的症状。在各类食物中毒中，细菌性食物中毒最多见，占食物中毒总数的一半左右。细菌性食物中毒具有明显的季节性，多发生在炎热的季节。这是由于气温高。适合微生物生长繁殖；另一方面人体肠道的防御功能下降，易感性增强。细菌性食物中毒发病率高，病死率低，其中毒食物多为动物性食品。

日常生活中要注意饮食卫生，否则就会传染疾病，危害健康，"病从口入"这句话讲的就是这个道理。

1. 防止细菌性食物中毒

（1）养成吃东西前洗手的习惯：人的双手每天干这干那，接触各种各样的东西，会沾染病菌、病毒和寄生虫卵。吃东西前认真用肥皂洗净双手，才能减少"病从口入"的可能。

（2）生吃果蔬要洗净：瓜果蔬菜在生长过程中不仅会沾染病菌、病毒、寄生虫卵，还有残留的农药、杀虫剂等，如果不清洗干净，不仅可能染上疾病，还可能造成农药中毒。

（3）不随便吃野菜、野果：野菜、野果的种类很多，其中有些含有对人体有害的毒素，缺乏经验的人很难辨别清楚，只有不随便吃野菜、野果，才能避免中毒，确保安全。

（4）不吃腐烂变质的食物：食物腐烂变质，味道就会变酸、变苦，散发出异味儿，这是因为细菌大量繁殖引起的，吃了这些食物会造成食物中毒。

（5）不喝生水：水是否干净，仅凭肉眼很难分清，清澈透明的水也可能含有病菌、病毒，喝开水最安全。

（6）不随意购买、食用街头小摊贩出售的劣质食品、饮料：这些劣质食品、饮料往往卫生质量不合格，食用、饮用会危害健康。

（7）要搞好厨房的环境卫生：经常开窗通气，减少空气中油烟污染；地面、窗、灶台、桌面、屋顶、橱柜等要经常打扫、擦洗，保持一个明净清洁的环境。加工制作生熟食品的菜刀、砧板、碗、筷、盘、勺等用具要分开，以防交叉污染，使用后要彻底清洗消毒，如果没有消毒剂，用沸水烫洗也是一种既方便又经济的消毒方法。注意抹布的卫生，抹布用过后要用清水洗净晾干。应备置有密盖污物桶、厨余桶，厨余最好当夜倒除，不在厨房内放置隔夜。万一需要隔夜清除，则应用桶盖隔离，且厨房桶四周应保持干净。

2. 食物中毒的紧急救治

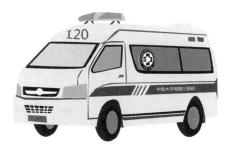

急救车

盛夏时节，容易引起食物中毒。在家中一旦有人出现上吐下泻、腹痛等食物中毒症状，千万不要惊慌失措，冷静地分析发病的原因，针对引起中毒的食物以及吃下去的时间长短，及时采取如下三点应急措施。

（1）催吐：如在进食2小时内，可采取催吐的方法。立即取食盐20克，加开水200毫升，冷却后一次喝下。如不吐，可多喝几次，迅速促进呕吐。亦可用鲜生姜100克，捣碎取汁用200毫升温水冲服。如果吃下去的是变质的荤食品，则可服用十滴水来促进迅速呕吐。有的患者还可用手指或鹅毛等刺激咽喉，引发呕吐。催吐后应注意观察呕吐物。如呕吐物已为较澄清液体时，可适量饮用牛奶以保护胃黏膜；如在呕吐物中发现血性液体，则提示可能出现了消化道或咽部出血，应暂时停止催吐。

（2）导泻：如果患者吃下去有毒的食物时间超过2小时，且精神尚好，则可服用些泻药，促使有毒食物尽快排出体外。一般用大黄30克，一次煎服，老年患者可选用玄明粉20克，用开水冲服即可缓泻。老年体质较好者，也可采用番泻叶15克，一次煎服，或用开水冲服，亦能达到导泻的目的。

（3）解毒：如果吃了变质的鱼、虾、蟹等引起的食物中毒，可取食用醋100毫升，加水200毫升，稀释后一次服下。此外，还可用紫苏30克，生甘草10克一次煎服。若是误食了变质的饮料或防腐剂，最好的急救方法是用鲜牛奶或其他含蛋白质的饮料灌服。

如果经上述急救，患者的症状未见好转，或中毒较重者，应尽快送医院治疗。在治疗过程中，要给患者以良好的护理，尽量使其安静，避免精神紧张，注意休息，防止受凉，同时补充足量的淡盐开水。

第三章　食养食疗，
健康又受用的预防方法

第一节 三分治、七分养，细节让胃肠"不打烊"

一、调养胃肠必知的七大饮食原则

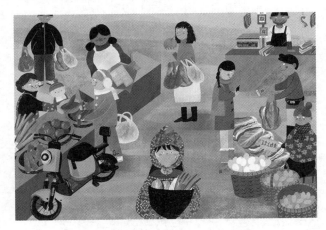

食养食疗

1. 病症位置不同，食疗原料不同

凡症状表现为胃痛、嘈杂、胃中饱胀、疼痛、呕恶、嗳气等，病位在胃，宜选用对胃作用显著的猪肚、香菇、平菇、香菜、生姜、藕、大枣等。

凡症状表现为腹胀、腹痛、便秘或腹泻、便血、脱肛的，病位在肠，宜选用对肠作用显著的猪肠、竹笋、黑木耳、萝卜、芡实、白果、薏苡仁等。

2. 病症寒热性不同，食疗原料不同

凡表现为胃中冷痛、遇寒加剧、饮食喜温喜热、大便溏薄的，病症的性质属于寒，宜选用生姜、大蒜、香菜、白果等性温的食物以及由这类食物烹调而成的菜肴。

凡表现为胃中灼热疼痛、遇热加剧、饮食喜凉喜冷、大便秘结，或虽便溏而肛门灼热、泻下如火者，病症的性质属于热，宜选用黄瓜、苦瓜、芹菜、百合、藕等性凉的食物以及由这类食物烹调而成的菜肴。

3. 病症虚实不同，食疗原料不同

凡症状表现为胃脘痞闷胀痛、脘腹胀满、嗳气频作、口腻纳呆、大便滞而不爽的，属于实证，宜选用具有泻实作用的山楂、萝卜、荸荠、竹笋等。

凡症状表现为胃中隐痛，或有空虚感、呕吐清水、大便溏薄、口淡无味、口咽干燥、神疲乏力的，属于虚证，宜选用具有补虚作用的食物，如鸡肉、牛肉、兔肉、羊肉、猪肝、墨鱼、黑木耳、百合、大枣等。

4. 春夏养阳，秋冬养阴

春生夏长，秋收冬藏。春夏是自然阳气生长，机体功能不断旺盛的季节，可吃点温热助升发的食物，如生姜、香菜、大蒜，或以这类食物烹调的菜肴。秋冬时令闭藏，机体精气藏敛，可吃些凉润的食物，如百合、黑木耳，或以这类食物烹调的菜肴。这种顺应时令的四时饮食调养法，对胃肠病的康复也大有裨益。

5. 选用时令菜

随着交通的日益发达以及棚栽技术的普及，时令菜的概念已经很模糊，但春夏秋冬毕竟四季不同，每一季节均有特色的时令菜。要注意选用时令菜，烹调特色菜肴，有助于刺激食欲，帮助消化，这对于脾胃功能虚弱、食欲不佳的人尤为重要。

6. 合理烹调，注意搭配

春夏宜温热助阳，但温热易伤阴津，要注意搭配凉润食物；秋冬宜凉润益阴，但冬时严寒，易伤阳气，一些胃和十二指肠溃疡患者也常因气温骤降而复发，甚至发生穿孔，要注意温热暖胃，并配合食用温热类食物。还要注意多种食物的搭配，以素食为主，荤素搭配，以保证饮食平衡；色泽搭配，做到色香味俱佳，以刺激食

欲。医家论养生，重视"淡食以养胃"，烹调时要注意避免大寒大热、太甜太咸、太酸太辣。

7. 多用炖煮，少用煎烤

烹调的方法直接影响菜肴的味道、营养和养生效果，并对胃肠产生重要影响。胃肠病患者的胃肠功能多较虚弱，宜采用炖、煮、焖、蒸的烹调方法制作菜肴，以利于消化吸收。

二、慢性胃肠病的饮食宜忌

1. 慢性胃肠病的饮食原则

慢性胃肠病患者的饮食应定时定量，有规律，也可采用少食多餐的饮食方式，一天进食 4~5 次。饮食宜选用含粗纤维少、清淡、无刺激性、细软、易消化的新鲜食物。要养成细嚼慢咽的进食习惯，以利于消化，减轻对胃的刺激。

（1）主食可选用软米饭、面条、面包、馒头等。

（2）荤菜可选用猪肉、鸡肉、鸭肉、鹌鹑、鸽肉、河鱼、河虾等。

（3）蔬菜应选用含纤维较少的、新鲜的，如青菜、白菜、冬瓜、芋头等，但便秘患者应选用粗纤维蔬菜和主食，如芹菜、玉米等。

（4）进餐前不宜喝水，进餐中不宜过多喝汤，尤其胃下垂患者更应注意。

（5）宜用蒸、煮、炒、烩、炖、焖的烹调方法，不宜煎、炸、烤、熏、腌腊、生拌。

（6）切忌暴饮暴食、饥饱无常，避免食用坚硬、粗糙、油腻、刺激及生冷不易消化的食物。

2. 慢性胃肠病的禁忌食物

忌海腥：如鱼、虾、海蟹、赤贝及水族类的清水蟹等。这类食物属寒性，易伤脾阳，不易消化，易引起脘腹胀满、腹泻等不适。

忌煎炸：如油饼、油条、麻球、春卷、炸猪排、脆麻花等。油炸食物属热性，助湿，且不易消化。

忌豆类：如蚕豆、青豆、黄豆、绿豆，以及干果杂粮，如大枣、桂圆、花生等。杂粮豆类易产气，多食则易出现脘腹胀满。

忌辛辣：如辣椒、胡椒、咖喱、榨菜、大蒜、韭菜、生姜、大葱，以及对胃肠有刺激性的烟、酒、浓茶、咖啡等，久服会助湿生热。

忌食以下水果：柿子、桃子、黄金瓜、哈密瓜、鲜荔枝、鲜桂圆等生冷果品，多食易伤脾胃。

3. 五种常见慢性胃肠病的食养原则

慢性胃炎是由不同病因引起的胃黏膜慢性炎性病变，其发病率随着年龄增长而增加。饮食调养首先要注重调节胃酸分泌。高酸性胃炎禁用酸度高的食物及刺激胃酸分泌的食物，而低酸性胃炎患者可选食有刺激胃酸分泌作用的食物。避免有强烈刺激性作用的食物，忌食生冷、硬及酸辣食物。还要根据不同病症选择最适合自己的饮食调养原则。

（1）慢性萎缩性胃炎：慢性萎缩性胃炎患者，胃酸分泌过少，可用肉汤、鸡汤、鱼汤来烹调，以增进食欲，刺激胃酸分泌，提高胃酸浓度。进食时还可加少许米醋调味，帮助消化。

（2）消化性溃疡、反流性食管炎患者：消化性溃疡、反流性食管炎患者，应该忌甜食或少吃甜食，避免食用巧克力、蛋糕等含糖量过高的甜品，饮食宜轻淡，以调整胃酸分泌。

（3）便秘：便秘患者，在日常饮食中要尽量少进食高脂肪、高蛋白类食物，多食用富含粗纤维的新鲜蔬菜和水果，用以刺激肠道蠕动，减轻便秘症状。

（4）慢性腹泻：对于慢性腹泻患者，宜进食柔软、易消化、富有营养和足够热量的食物，宜少量多餐，同时补充多种维生素；慎服牛奶，勿食生、冷、油腻及多纤维素的食物。

（5）炎症性肠病：对于患有溃疡性结肠炎等炎症性肠病的患者，疾病活动期间腹泻明显者，更要根据个人情况的不同采取不同的饮食方案，部分患者需要禁食。

三、四季调理，保养胃肠

1. 春季调养

（1）谨防春寒伤害

《寿亲养老新书》说：春季天气渐暖，衣服宜渐减，不可顿减，使人受寒。《摄生消息论·春季摄生消息论》指出，春季天气寒暖不一，不可顿去棉衣。尤其是胃肠病患者，体质多较弱，有着易被病邪伤害的特点，更应引起重视。

孙思邈指出：春天不可薄衣，令人伤寒、霍乱、食不消、头痛。他所说的霍乱，就是以吐泻为主的严重胃肠病。春季只要注意保暖，加强锻炼，提高抗病能力，就能有效地防止各种疾病的发生。

（2）春季宜养阳

春季养阳就是借助春天大自然的阳气协调人体的阴阳平衡。所谓"阳"，即剧烈运动的、向外的、上升的、温热的、明亮的，都属于"阳"。中医学上将人体具有推动、温煦、兴奋等作用的物质和功能，统归于阳。春季日常起居、饮食都应遵循"养阳"的原则。

（3）春季食养原则

1）春季饮食宜清淡，忌油腻、生冷、黏硬。由于春天人体新陈代谢加快，营养消耗相应增加，应多选用既升发又营养的食物，如豆腐、豆豉、大麦、小麦、大枣、瘦肉、鱼类、蛋类、花生、黑芝麻、柑橘、葱、姜、蒜、香菜、蜂蜜等。

2）春季饮食宜少酸多甜。中医养生有"春日宜省酸增甘，以养脾气"的说法，即春季阳气升发，肝旺而脾弱，故春季易出现脾胃虚弱病证。酸味食品会刺激肝的功能，使肝气更旺，伤害胃气；

而甜味食物能补脾益胃气，可多吃一些。

3）春季饮食宜温阳忌寒凉。春季阳气升发，肝旺而脾弱，宜食清淡温和而富有营养的食物，如葱、姜、蒜、豆芽、韭菜等，助春阳升发；忌食寒凉、油腻、黏滞的食物，少吃黄瓜、冬瓜、绿豆、绿豆芽、蘑菇、春笋等寒性食品，以免损伤脾胃。

4）多吃新鲜蔬菜和水果。冬季因新鲜蔬菜少，易导致维生素、无机盐及微量元素摄取不足。春天常发生口腔炎、口角炎、舌炎、夜盲症和某些皮肤疾病，需多吃新鲜蔬菜水果以补充维生素。可选择白菜、卷心菜、菜花、韭菜、胡萝卜、山药、香椿、青菜、菠菜、荠菜、芹菜等，有助于及时升发聚积一冬的内热，增进食欲。

5）过敏体质者，在春季易发，应禁食含异性蛋白的刺激性食物，如羊肉、狗肉、猪头、鸡头、海鱼、虾、蟹等。

（4）春季饮食宜忌

宜多吃富含维生素的食物：维生素有抗病毒作用，而春季是细菌、病毒等微生物开始繁殖的季节，容易使人感染疾病。春季可多吃以下富含维生素的食物。

早餐宜喝酸奶：酸奶中含有丰富的能量、蛋白质和乳酸菌，早餐时适当饮用不仅能增强机体抵抗力，还能调整肠道菌群，促进胃肠生态平衡。

初春时宜多吃葱：葱除了含有丰富的营养素外，还含有挥发油，而挥发油中所含的植物杀菌素能够抑制导致腹泻和痢疾的细菌，如志贺菌属和真菌等。

宜适当多吃香椿：香椿中不仅含有丰富的蛋白质、氨基酸、维生素C，能够为人体提供充足的营养，还含有一种特殊的香味，能够促进食欲。

宜饮花茶：花茶有助于阳气升发，兼有疏肝和胃的功效，可作为胃病者春季的食疗良方。

（5）春季生活调适

早睡早起，克服"春困"：春季阳气升发，人体气血趋向于表，循环系统功能增强，汗液分泌增多，各器官负荷加重，中枢神经系统易处于镇静状态，所以会发生"春困"，即早晨不易醒来，醒后易头晕欲睡。此时应保证睡眠充足，早起舒展形体，激发中枢神经系统活力，克服"春困"。

克服倦怠心理：春季易因"春困"产生倦怠心理，春天的心理调养，重在"生"，即要让自己的情绪与春光一起升发，保持乐观开朗，使得肝气顺达，增强机体对外界的适应能力，以达到防病保健的目的。

2. 夏季调养

夏季气温高，人体消化液分泌量减少，胃酸浓度降低，食欲受到抑制，此时饮食营养的调理和水分的补充至关重要。

（1）夏季食补原则

汗多宜补钾：夏季出汗量多，钾离子也大量随汗液流失，易造成低血钾现象，引起食欲缺乏、头晕头痛、倦怠无力。此时宜多吃含钾食物，如大葱、芹菜、毛豆以及草莓、杏子、荔枝、桃子、李子、西瓜，还可以适当饮茶。

夏季宜清补：热天应以清补、健脾、去暑化湿为原则。宜食鸭肉、虾、鲫鱼、瘦肉、香菇、银耳、薏苡仁等清淡且具有滋阴功效的食品；宜食绿豆粥、扁豆粥、荷叶粥、薄荷粥等解毒药粥，不但祛暑生津，而且味美可口；宜食鱼类、瘦肉、鸡肉、蛋、奶、豆制品等含优质蛋白质的食品，以满足夏天身体蛋白质代谢的需求。忌食肥甘厚味及燥热食品。

注意补充盐分和维生素：夏天大量排汗，盐分损失较多，在补充水分的同时要注意补充盐分。宜多吃黄瓜、番茄、西瓜、豆类及其制品、动物肝脏、虾皮等，亦可适当饮用果汁。

（2）夏季饮食宜忌

多喝富含乳酸菌的酸奶：酸奶中的乳酸菌能够增强肠道内的有益菌，增强机体的抵抗力，减少肠煤，改善便秘。但不宜空腹喝，饭后 2 小时内饮用效果最佳。

多吃酸味食物：酸味食物能够生津解渴、健胃消食，从而预防和改善因夏季流汗过多而导致的耗气伤阴。酸味食物有柠檬、葡萄、山楂、草莓、番茄等。

食用海鲜时应注意卫生：烹制海产品时应煮透烧熟，不要吃生的或是半生不熟的，以免海产品中的菌丛未被完全杀死而导致胃肠疾病的发生。同时还应注意，海产品要现做现吃，并将熟透的海产品放入消过毒的容器内，不宜长时间存放。

多吃富含水分的蔬菜：含水分丰富的蔬菜能够弥补夏季因天气炎热大量流汗而导致的津液流失，尤其是属冷凉性的瓜果蔬菜，不仅能除暑湿、解毒凉血，更能帮助人体排毒。

适当多吃醋：醋能够促进消化液分泌，提高胃液浓度，帮助消化和吸收食物，提高食欲。可改善夏季因唾液和胃液分泌减少所致的食欲下降，改善因胃酸浓度降低而导致消化功能减弱。

夏季注意饮食卫生：夏季饮食卫生特别重要，要养成良好的饮食卫生和个人卫生习惯。生吃瓜果要清洗消毒；食物最好现做现吃；在做凉菜时，应加蒜泥和醋，既调味又杀菌，还有增进食欲的作用。注意原材料的新鲜和卫生。制作凉菜的菜刀、菜板要注意杀菌。凉菜拌好后，不可放在冰箱内保存过久。

不宜过食冷饮：天气炎热时，适量喝些冷饮，能起到解暑降温作用，但不可过食。因为大部分冷饮都含糖，而糖是天然的食欲抑制剂，会快速被血液吸收，让人有饱腹感。另外，胃肠温度下降太快、太多，会引起胃肠道不规则收缩，诱发腹痛、腹泻等症。

（3）夏季生活调适

养胃宜午睡：夏季昼长夜短，加上燥热，一般睡得较晚，起得较早，可用午睡补足睡眠时间。午睡可使体内激素分泌平衡，避免因胃肠调节紊乱而导致的消化不良等功能性疾病。午睡只需小憩片刻，不宜坐着或伏案而睡，更不宜在凉风处、过堂风处或电扇旁睡。

须克服烦躁心理：夏季炎热，易产生烦躁不安的心理，不良情绪易导致功能性胃肠病。古代养生学倡导夏季养生应"调息静心，常如兆雪在心"。让心态与夏天的繁茂成长之势相协调，使精神饱满，情志充实而欢愉。

3. 秋季调养

（1）秋季需养阴

所谓"阴"，中医学指对人体有凝聚、滋润、抑制作用的物质和功能。秋是肃杀的季节，天高气爽，由热转凉，进入"阳消阴长"的过渡阶段，阳气逐渐收敛，阴气逐渐充盛，万物成熟，为收藏之时，人体的生理活动应保养体内阴气，不要耗精伤阴。

（2）秋季食养原则

及时补充水分：多喝开水、淡茶、果汁、豆浆、牛奶等流质食物，以养阴润燥，弥补损失的阴液。但补水应少量频饮，切忌一次大量贪饮，否则会使肠胃压力短时间内突然增高，影响其正常的消化吸收功能，引起胃肠功能紊乱。

多食新鲜蔬菜和水果：秋燥最易伤人津液，多数蔬菜、水果都含有大量水分，能补充人体的津液；果蔬富含维生素 C、B 族维生素及无机盐、纤维素，可改善燥气对人体造成的不良影响。另外，还可多吃蜂蜜、百合、莲子、藕、甘蔗、木耳、芝麻、萝卜等清润之品，滋阴润肺。饭后不宜立即吃水果，否则会被先期到达的食物阻滞在胃内，致使水果不能正常地在胃内消化，引起腹胀、腹泻或便秘等症状。水果应在饭前食用。

宜适当进补：秋季是进补的大好时节，因这时人体精气开始封藏，利于补品的吸收藏纳，有助于改善脏腑功能，提高身体素质。大枣、莲子、山药、银耳、枸杞子、鸡、鸭、鱼等清补食物，适合胃病者食用。同时宜多吃粗粮和富含纤维素、矿物质的食品，促进排便，以免便秘加重肺胃阴虚等秋燥之症。

（3）秋季饮食禁忌

少吃月饼、螃蟹等应时食物：月饼高糖高脂，不易消化，多食可损伤胃黏膜；螃蟹属大寒之物，脾胃虚寒者不宜多食。

忌食煎炸油腻食物：由于秋季气候比较干燥，而煎炸油腻食物会使体内积热加重，同时此类食物难以消化吸收，易积于胃肠道内，从而减弱胃肠功能。

（4）秋季生活调适

克服抑郁心理：秋季呈现萧瑟景象，易让人产生抑郁情绪，导致功能性消化不良等胃肠疾病。此时应保持情志的安宁，使神气收敛。

"秋冻"要适度：民间有"春捂秋冻"的养生说法，指初秋天气转凉，可以有意地让身体"冻一冻"。但"秋冻"须适度，因为胃肠道对寒冷变化非常敏感，受凉后血液中组胺增多，会使胃酸分泌加强，胃肠痉挛性收缩，导致胃病复发。秋凉后要注意胃部和腹部的保暖，及时添加衣物，不要盲目"秋冻"。

早睡早起：秋季天高风动，地气清肃，应早睡早起，不宜终日闭户或夜间蒙头大睡，注意保持室内空气流通。

4. 冬季调养

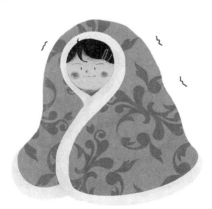

冬季

（1）应防寒暖胃

胃溃疡的发病与季节有明显的相关性，秋末、冬季及早春是胃溃疡的高发季节。此外，受寒后也容易诱发胃溃疡。天气骤冷，大部分患者感觉上腹不适，甚至腹痛加重。许多胃肠病患者属于"寒胃"，即对寒的刺激特别敏感，动辄胃痛、腹泻、呕吐清水，更要注意防寒保暖。

冬令在寒，可以适当吃些温补食物或药物，来温胃健身。

（2）冬季食养原则

多吃高热量、温性御寒食物：冬季要补足营养，多吃高热量、温热性食物，有助于保护人体阳气。果品有核桃仁、龙眼肉、栗子、大枣、杏脯、荔枝、橘子、柚子、松子等；肉类有牛肉、羊肉、鸡肉、狗肉、火腿等；蔬菜类有胡椒、辣椒、大蒜、生姜、蘑菇、香葱、香菜、萝卜、黄花菜等。这些食物既能补充营养，又能保护人体阳气，吃了身体会觉得暖和。

多吃滋润食品：冬季干燥，易唇干舌燥，也容易引发咳嗽，宜以润去燥。宜吃川贝母炖苹果、胡萝卜、马蹄水、煲老糖水（陈皮、冰糖用凉水煲2小时）。

选对时机滋补肠胃：冬季天寒，是胃炎、胃肠神经症、胃溃疡等疾病的高发期，但同时冬季也是慢性胃肠病补养的好时机。对于慢性胃肠病所致的慢性腹泻者应选在"三九"前后补益。根据中医"虚则补之，寒则温之"的原则，多吃温性、热性，尤其是温补肾阳的食物，可暖胃散寒，改善脾胃功能。

多吃富含维生素C的食物：冬天是蔬菜淡季，人体易因维生素不足发生便秘。可适当吃些薯类，不仅可补充维生素，还有清内热、去瘟毒的作用。可多吃大白菜，大白菜清香爽口，多吃可养胃护肠，是胃肠病患者冬季不错的选择。另外，白萝卜、胡萝卜、豆芽、青菜等也富含维生素。冬季排尿增多，无机盐流失较大，可多吃些富含钙、铁、钠、钾的食物，如虾米、猪肝等。

早晚喝些蜂蜜：蜂蜜是冬季保养胃肠的良方，可健脾和胃、补益气血。晨起后喝杯淡盐水，有利于大便通畅。

（3）冬季饮食禁忌

应避免吃寒性食物：冬季气候寒冷，脾胃功能减弱，如再吃寒性食物，会使脾胃阳气受损而导致胃肠不适。

吃完羊肉后应避免立即喝茶：羊肉中富含蛋白质，而茶叶中富含鞣酸，茶水中的鞣酸与羊肉中的蛋白质结合后会减弱肠蠕动，减少大便中的水分，从而导致便秘。

涮羊肉不要太嫩：羊肉中可能存在旋毛虫，如果煮不熟，会残存此寄生虫，因此羊肉一定要煮熟吃。

吃火锅时应避免使用铜质火锅：铜质火锅在使用过程中易产生具有强烈腐蚀性的硫酸铜，对胃肠道黏膜具有很强的刺激性，从而导致充血、红肿、刺痛、溃疡、呕吐，甚至还会出现脱水、休克等症状。吃火锅要避免过烫、过辣、过麻，以免刺激消化道黏膜，使胃病加剧。

（4）冬季生活调适

防寒保暖：防寒保暖是冬季养生之要，日常活动都需要"暖补"，应随时随地暖手、暖脚、暖前心、暖后背。温度太低时不要勉强出门，待天气晴好时的中午，再出门活动。

静心养生：顺应万物蛰藏之势，保持沉静心态，不要过于操劳。

早睡晚起：早睡以养阳气，晚起以养阴气。养阴藏神，要睡足七八个小时。

坚持锻炼：坚持锻炼能提高抗寒能力和胃肠的血液供应，增强脾胃功能，但要注意胃部保暖，大风、大雪、大雾、大寒天气不宜出门锻炼。

三步取暖法：早晨喝一碗热稀粥，会感到浑身发暖，头上冒汗，全身通泰；晚餐也如此喝碗热粥；睡前用热水泡脚，可边洗边搓脚，直到洗热、泡红为止。

四、十二时辰养胃法

1. 经络是什么

经络是"经"和"络"的总称。经，又称经脉，有路径的意思。经脉贯通身体上下，沟通身体的内外，是经络系统中上下纵行的主干。经脉大多走行在人体的深部层次，而且有一定的循行路线。络，又称络脉，有网络的意思。络脉是经脉的分支，比经脉细小。络脉在身体内纵横交错，网络全身，无处不到，无处不在。

用通俗的比喻来说，经脉就是连通全国城市的高速公路，是主干道路，有固定的路线。络脉就是城市里的大小街巷，纵横交错，分布在城市的各个角落，有人家的地方就有道路相通。这些纵横交错的道路，把全国紧密地联系在一起，保证了国家社会和经济的正常发展。

在人体也是一样的道理。身体的经络相互贯通，遍布全身，形成了一个纵横交错的联络网，通过有规律的循行和复杂的联络交会，组成了经络系统，把人体五脏六腑、肢体官窍及皮肉筋骨等组织紧密地联结成统一的有机生命体，从而保证了人体生命活动的正常进行。经络上的五脏六腑，就像交通网上的城市，是经络的交会点、休息站、调节点。所以说，经络是运行气血、联络脏腑肢节、沟通身体上下内外、调节人体功能的一种特殊通路系统。

经络学说独到而深刻地阐明了人体生理活动和病理变化规律，对临床诊断疾病、拟定治则、处方遣药，特别是针灸、推拿等，具有重要的指导作用。

2. 十二经脉与十二时辰

根据中医学理论，经脉有 12 条，正好分别对应于一天的 12 个时辰，每个时辰是 2 小时，也就是说每条经脉的主持时间是 2 小时。在这 2 小时里，由某一条经脉及其相对应的某一个脏腑主管、值班，这就叫作这条经脉和这个脏腑的旺时，就是经气旺盛的时辰。反之，就是经气衰落的时辰。

十二经脉的名称分别是手太阴肺经、手厥阴心包经、手少阴心经、手阳明大肠经、手少阳三焦经、手太阳小肠经、足太阴脾经、足厥阴肝经、足少阴肾经、足阳明胃经、足少阳胆经、足太阳膀胱经，分别对应于肺、心包、心、大肠、三焦、小肠、脾、肝、肾、胃、胆和膀胱。

著名针灸学家高武在他的著作《针灸聚英》中记载了 12 条经脉旺盛的时辰和衰落的时辰，这两个时间相差 6 个时辰。肺经旺于寅时，衰于申时；大肠经旺于卯时，衰于酉时；胃经旺于辰时，衰于戌时；脾经旺于巳时，衰于亥时；心经旺于午时，衰于子时；小肠经旺于未时，衰于丑时；膀胱经旺于申时，衰于寅时；肾经旺于酉时，衰于卯时；心包经旺于戌时，衰于辰时；三焦经旺于亥时，衰于巳时；胆经旺于子时，衰于午时；肝经旺于丑时，衰于未时。

3. 经络有什么功能

前面说了这么多经络的知识，最后咱们还要落实到与您息息相关的健康保健上来。

人体经脉之所以有这样的变化规律，不是人体主观能控制的，而是"天人相应"。这包括两个方面：一方面是人体随着自然界的昼夜变化规律而自然变化的一个反映；另一个方面，人生活在自然界中，当然不能跟自然界对抗，而要遵从自然界规律，顺应自然界的变化，利用这个规律补养保健自己。这也是《黄帝内经》十二时辰养生的科学依据。

同样，把它用在治疗上就是顺势治疗疾病。时辰药理学就是其中一个生动的例子。研究证明，择时用药可发挥药物的最佳疗效，因为择时用药顺应了人体生物节律的变化，可充分调动人体的抗病能力，增强药物疗效，减少或避免不良反应的发生，对促进人体的健康至关重要。

4. 十二时辰养生法

子时（23：00～次日 1：00）——好好睡觉养胆经

子时是胆经运行最旺盛的时刻，也是护卫胆经、利用胆经保健康的最佳时机。此时，经脉运行到胆经，是胆汁运作和骨髓造血的时间，是身体修养及修复的开始。胃肠不好的人要尽量早睡早起，在 23：00 前睡觉，保证足够睡眠。早睡早起有利于胃肠有规律地活动，从而防治胃肠病。子时不宜吃夜宵，容易造成胃肠负担。

丑时（1：00~3：00）——深入睡眠养肝血

丑时肝经当令，是肝脏修复的时间。肝脏是人体最大的解毒器官，为人体进行清洗工作，应在此时进入深度睡眠，即慢波睡眠，保证肝脏的自我调适，以保养气血，否则会扰乱激素分泌，影响身体的免疫能力，导致气血不畅，诱发感冒、胃肠感染、过敏等。

寅时（3：00~5：00）——继续熟睡养肺气

寅时经脉运行到肺经，是呼吸运作的时间。肝在丑时将血液净化之后，将新鲜的血液通过肺送往全身。此时应继续熟睡，以保证肺经完成气血调配工作。

卯时（5：00~7：00）——大肠当令宜排便补水

卯时大肠经当令，此时起床喝 1 杯温开水，可以稀释血液，促进肠蠕动，顺势排便。此时不宜行房事，以免机体平衡失调，降低身体抵抗力。7：00 以后不宜赖床，否则腹中空空，会打乱肠胃活动规律，长此以往，易诱发胃炎、胃溃疡及消化不良等疾病。

辰时（7：00~9：00）——早餐吃好最养胃

辰时健身后，再饮少许温开水，用木梳梳发百余遍，有醒脑明目的作用。洗脸漱口，吃早餐。早餐宜食粥，宜饱，不宜过素。饭后，徐徐行走百步，边走边以手摩腹，脾胃虚弱者，轻微活动和按摩腹部可促进肠胃蠕动，促进消化。

巳时（9：00~11：00）——适时活动理脾经

巳时气血流注于脾经，脾脏最为活跃。久坐办公室的人宜起身活动一下，喝一杯水。

午时（11：00~13：00）——宜小憩养心经

午时气血流注于心经，是养心时间。午餐 30 分钟后进行 20 分钟的短时间午睡，对减缓午后的困倦有积极的效果，有助于保持良好的精神状态。但午睡不要超过 30 分钟。起来后要稍活动，以利于疏通周身气血。

未时（13：00～15：00）——保证小肠吸收营养

未时小肠经最盛。午餐一定要在 13：00 前吃完，并保证营养价值，这样才利于小肠在功能最旺盛的时候发挥作用，将水液归入膀胱，糟粕送入大肠，精华上传至脾。此时宜保持身心平和，避免剧烈的运动。

申时（15：00～17：00）——补充水分以利尿

申时膀胱经值班。膀胱经是身体的篱笆，遮护着全身的肌表，是身体的边防官。此时宜多饮水，宜取开水放至 25 ℃时小口频饮，可保证水分的良好吸收，促进膀胱行使功能，有利于身体毒素排出。16：00 是人体新陈代谢率最高的时候，肺部呼吸运动最活跃，人体运动能力也达到最高峰，此时锻炼身体不易受伤。

酉时（17：00～19：00）——助肾气能长寿

酉时肾经当令，肾脏是人体健康的根本，应利用此时调补肾脏，强壮身体。补肾类的药物如六味地黄丸、金匮肾气丸、桂附地黄丸等宜在 18：00 左右服食，疗效最佳。此时不宜过劳，工作完毕应稍事休息。晚餐宜早，宜少，可饮酒一小杯，但不可至醉。

戌时（19：00～20：00）——先睡心再睡眠

戌时心包经当令，晚餐后可轻微活动，如散步，此时也是脑神经活跃的时间，适宜看书学习。心包经是心脏的卫士，此时体表毛孔处于闭合状态，不要做剧烈运动，以免扰乱气血，要保持心情愉快。20：00 应开始静心养气，为安睡做准备，先睡心后睡眠。

亥时（21：00～23：00）——三焦经当令，准备入睡

亥时气血运行到三焦。三焦经主管人体诸气，是气血运行的通道，三焦通利，身体才会气血清顺，津液流通，不生痰浊。在此时入睡，则百脉得以休养生息，对身体十分有益。22：00 是行房事的最佳时间。

五、合理运动，强壮胃肠

1. 强壮胃肠的锻炼原则

（1）注意选择适当的运动项目

运动的动作要有节奏而和缓，不宜做强度过大、速度过快的剧烈活动。可选择做操、散步、慢跑、骑自行车、打球、游泳、打太极拳、做瑜伽和保健按摩等。

（2）确定运动量

根据体质及原来是否运动、运动的强度来决定运动量的大小，动作要由慢到快，由易到难，由简到繁，时间要逐渐增加。

每次运动要由静到动，由动到静，逐渐过渡，开始时要有准备运动，停止前要做整理运动。

经过一段时间的锻炼，如果运动时感到发热，微微出汗，运动后感到轻松、舒畅，食欲、睡眠比以前好，说明运动恰当，效果良好；如果运动时感到头晕、胸闷、心悸、气促，运动后食欲减退，睡眠不好，明显疲劳，则说明运动量过大；如果运动时脉搏增加不多，无发热感，说明运动量太小。

（3）饭后不要马上运动

饭后立即运动，人体要从消化系统调节部分血液去支援全身，会造成消化器官的血液不足而减弱消化功能，而且肌肉活动时交感神经兴奋会抑制消化器官的活动，也会减弱消化功能，如经常这样做，会引起胃肠病或消化不良等。

因此，以吃完饭1小时后运动较好。如果身体不舒服，则不要勉强运动。

2. 散步健身

步行简便易行，不受环境等条件限制。轻松而有节奏的步行能够促进消化液的分泌，加强胃肠蠕动，促进消化吸收，防止慢性腹泻、便秘等胃肠疾病的发生。此外还可以改善心肺功能，缓解血管痉挛，促使血压下降，并可以减轻体重，强健肌肉和骨骼。散步是养护胃肠最常用而又简便易行的锻炼方法。

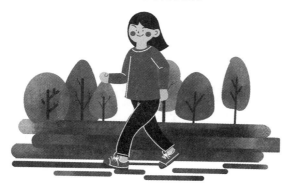

散步

散步时平稳而有节律地加快、加深呼吸，既满足了肌肉运动时对氧供给的需要，又锻炼了呼吸系统。尤其是膈肌活动的幅度增加，有类似气功的妙用，可增强消化腺的功能；腹壁肌肉的运动，对胃肠起按摩作用，有助于食物消化和吸收，也可防治便秘。

（1）散步健身原则

散步，可以缓缓步行，可以快速行走，也可以走走停停，时快时慢，各人可根据体力情况而进行。散步时应该让全身自然放松，去掉一切杂念，尽管杂事纷扰，仍应当保持一种闲暇自如的心态，可适当活动肢体，有意识地调匀呼吸，把注意力集中到呼吸上来，从容迈步。散步行走时可配合擦双手、浴眼、浴鼻、浴面、揉颈项、抓头皮、揉擦胸腹、槌打腰背、拍打全身等活动，以增强健身效果。

环境选择：应选择在空气清新，负离子多的花园、公园中的平坦路段。步幅均匀，步态稳定，呼吸自然，防止摔倒。

步行时间：可选择清晨、下午、晚饭后或睡前，每次 15～30 分钟，每天 2 次，中间休息 1～2 次，每次休息 3～5 分钟。

（2）散步健身的要领

散步前，全身应自然放松，调匀呼吸，然后再从容散步。若身体拘束紧张，动作必僵滞而不协调，影响肌肉和关节的活动，达不到锻炼的目的。在散步时，步履宜轻松，状如闲庭信步，周身气血方可调达平和、百脉流通。散步时宜从容和缓，百事不思。悠闲的情绪、愉快的心情，不仅能提高散步兴趣，也是散步养生的一个重要方面。

（3）散步健身方法

散步时要注意保持抬头挺胸姿势，配以有节奏的摆臂扩胸动作，以增加胸廓活动，调整呼吸。

散步：慢速和中速，每次 0.5～3 小时，适用于心、脑、血管疾病患者。

快走：每小时 5～7 千米，每次半小时，适用于体质较好者，可以分阶段进行。

摩腹散步：一边散步，一边按摩腹部，适用于合并有消化不良、慢性腹泻者。

摆臂散步：散步时两臂用力向前后摆动，可以增进肩部和胸廓的活动，适用于合并有呼吸系统疾病的患者。

3. 跑步健身

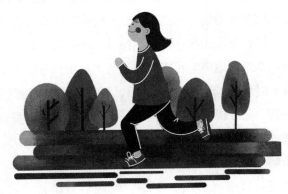

跑步

跑步锻炼，对于调节胃肠功能，防治胃神经症、胃和十二指肠溃疡、慢性胃炎、结肠炎等消化系统疾病，亦有良好的效果，许多胃痛、肠梗阻、便秘、消化不良等胃肠病患者，通过跑步收到了祛病健身的效果。

（1）跑步健身原则

环境选择。应选择在空气清新、道路平坦的场所，由步行过渡到慢跑。

选好跑鞋。跑步锻炼要穿富有弹性的跑鞋，跑动时全脚着地，以减轻身体的冲力，还可防止骨关节、肌肉和韧带的损伤。

动作要领。挺胸收腹，使肺泡得到充分扩张，增加肺活量，并可保持胸部腰部的健美。

运动量。要根据各人具体情况，量力而行，掌握好运动量，以微微出汗、不感到憋气为宜，最高心率每分钟 120～130 次；开始采用跑步锻炼者，宜短距离慢跑，逐步适应后再拉长距离。

（2）跑步健身方法

1）开始时可采取慢跑与走路交替的方法，从每天跑、走各几十米，逐渐增加距离，如觉得累，可多走少跑；如跑后身轻，可多跑少走。

2）在 2～3 个月内逐渐增加跑的距离，缩短走的距离，直至每天慢跑 800 米。1 个月后，可改为慢跑与中速跑交替的变速跑，随后在 2～4 个月内逐渐增加中速跑的距离，直到完全用中速跑 800 米。

（3）特别提示

1）慢跑结束前要逐渐减慢速度，切忌突然停止，以免慢跑时集中在四肢的血液一时难以回流，而引起心、脑暂时性缺氧。

2）跑步时最好用鼻呼吸，避免用口呼吸，防止咳嗽、呕吐。

3）慢跑中如出现呼吸困难、心悸、胸痛、腹痛等不适，应立即减速或停止运动，可到医院进行诊治。

4）高血压，高血压合并心、脑、肾等并发症者，老年人，体质较差者不宜跑步健身，可选择散步健身。

4. 腹式呼吸

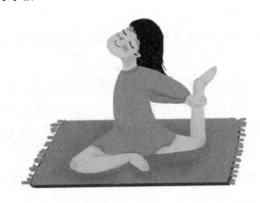

瑜伽

腹式呼吸是瑜伽采用的一种呼吸方法，现在被越来越多的专家认为是一种健康的呼吸方法。它是以横膈升降的力量来吸气和吐气，也就是用丹田呼吸。这种方法可促进胃肠运动，消除轻度便秘，消除小腹多余脂肪，使腹部更加平坦。此外，腹式呼吸对心脏等其他脏器也有很好的作用，可以增强肺部功能，增加氧气交换，能够调节自主神经，缓解压力，降低血压，可以调动横膈、胸部、肩部以及喉头的运动，从而调节体内气息流动，增强免疫力。

（1）呼吸方法

先将呼吸调节到正常的呼吸状态，背部挺直，肩部放松。待呼吸平稳、顺畅时，将意念集中到丹田，即脐下 3 寸的位置。

由鼻子缓缓吸气，腹部慢慢膨胀，使气息充盈腹腔。吸满气后，腹部慢慢收缩，由口慢慢呼气，细细长长匀速呼出，感觉小腹紧贴于后腰背，将气体完全呼出，呼尽。

（2）特别提示

腹式呼吸时要注意以下四点：

1）尽量保持胸部不动。

2）吸满气，不要憋气，随之将气体顺畅呼出。

3）全身放松，尤其是肩关节。

4）小腹向外推时，不需要刻意让小腹突出，而是用气息向外推送。

5. 勤练缩肛

缩肛，即古人说的撮谷道。孙思邈的《枕中方》说："谷道宜常撮。"谷道即肛门，撮即提缩，是强调多做缩肛锻炼。

缩肛可在坐、站或卧床时进行。吸气时提收肛门，如忍大便状；呼气时缓慢放松肛门，如解小便状。一缩一松，反复进行，连做 20～30 次，有助于提高健身效果。

有意识地提肛，能对中枢及自主神经系统起调节作用，促进胃肠及肛门部的血液循环以治疗多种肛肠疾病。坚持做缩肛活动，可以防止静脉瘀血，加速静脉血回流，降低静脉压，增强肛门部位抵抗疾病的能力，对痔疮、肛裂、肛门湿疹、脱肛、便秘、慢性肠炎等均有明显的预防和治疗作用。

6. 太极拳

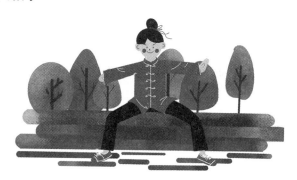

太极拳

太极拳有轻松、自然、舒展、柔和的特点，动作和缓，以意领气，以气运身，使呼吸、意念与运动三者和谐统一，是实用的运动养生方法之一。对于胃肠保健来说，太极拳还能改善消化道的血液循环，促进消化功能，可预防消化不良、胃下垂、胃和十二指肠溃疡、便秘等。

（1）打太极拳的注意事项

练习太极拳时心要静，精神要振作，既不要低眉垂目，萎靡不振，也不要怒目攒睛，挺胸露齿。

按照经典的套路练习，注意要自然松静，周身轻灵，应"依规矩、熟规矩、化规矩、不离规矩"。

（2）太极拳的练习要领

练习太极拳时应注意"以心领意，以意导气，以气运身"，做到动作均匀和连绵不断，呼吸自然，身体上下一致，内外一致，虚实分清，动静分明，刚柔相济，各部分器官协调，不仅要有外在的动作，更要有形成动作的意念。

7. 叩齿咽津

（1）叩齿

叩齿，即上下齿相互叩击，可先有重点地叩击两侧臼牙 36～72 次，再叩门牙 36～72 次。叩齿时，排除杂念，思想放松，有节奏地进行。

（2）咽津

咽津，就是不断地把口中唾液咽下。叩齿有津液生成，可鼓漱几下后咽下。为了使口中唾液分泌增多，可采用搅海的办法，即用舌头搅动口腔，在牙齿的外上、外下、里上、里下，依次轻轻搅动，反复多次搅之，使口中津液逐渐增多，以至满口。先鼓漱十余下，然后分数次咽下。叩齿锻炼能坚固牙齿，增强咀嚼功能，这对于胃肠病患者来说，是十分有利的。

8. 游泳也可强健胃肠

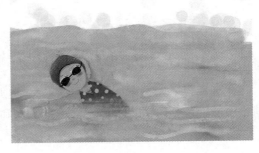

游泳

　　游泳是一种全身性的锻炼，它集合了阳光、空气、冷水三浴的疗效，可以增强人体神经系统的功能，改善血液循环，促进消化吸收，增强体质和抗病力，对于身体很多疾病都有良好的治疗效果。

　　一些慢性疾病患者通过游泳可以增强各器官、系统的功能，陶冶情操、磨炼意志，克服对疾病畏惧、烦恼的消极心理，增强抵抗力。良好的情绪可以使患者建立起战胜疾病的信心，十分有利于健康的恢复和疾病的治疗。

9. 爬山可使身心舒畅

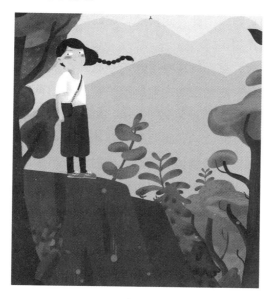

爬山

　　爬山是一种绿色健身法，经常进入森林，跋山涉水，可以让自己充分地沐浴在户外的精气和香气之中。爬山可以有效地锻炼脚力，强筋健骨，提高腰腿部的力量，加强心肺功能，增强机体的抗病能力。爬山还可以促进毛细血管功能，加强血液循环，让全身舒爽通畅，有助于身心调养。

10. 动动脚趾头

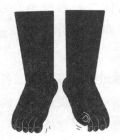

动动脚趾头

现在生活节奏快，社会压力大，不少人应酬多、饮食无节制，易吃伤脾胃的食物。为此，建议脾胃虚弱的人常常活动脚趾，可起到健脾养胃的作用。

活动脚趾时，可赤脚或穿柔软的平底鞋，采取站位或坐位，让脚部的经络受到一定的压力。双脚放平，与肩同宽，紧贴地面，用脚趾连续做抓地动作，反复做 60～90 次，可以对脚部经络形成松紧交替的刺激。在睡觉前，也可用温热水泡脚，在脚盆里放些大小适中的椭圆形鹅卵石等物体，泡脚的同时练习用脚趾反复钩抓这些物体。锻炼脚趾，可以刺激胃经的穴位，增强胃肠功能。另外，在平时抽出一些时间练习用二趾和三趾夹东西，或在上班时候有意识地活动脚趾，持之以恒，能在一定程度上帮脾胃减负。

六、胃肠保健，中医按摩不可少

1. 怎样按摩最有效

按摩讲究"有力、持久、柔和、均匀"八个字，这样才能达到"深透"的目的。

有力：需要一定力度，以身体产生酸胀感且能耐受为度。

持久：要维持一定的时间。

柔和：动作忌粗暴，这与"有力"不矛盾。

均匀：保持一定频率，不能忽快忽慢。

2. 以下情况不能按摩

（1）空腹或饱餐后不宜按摩。饥饿时或饭后半小时以内，胃肠受按摩刺激易损害胃黏膜，容易诱发胃病。

（2）皮肤有破损或出血时，按摩要避开破损或出血部位。

（3）忌在有痈疖、肿瘤的部位按摩。这些部位多有相应毛细血管与病变组织相连，体表按摩使毛细血管扩张，局部血流量增加，易导致病变的扩散。

（4）骨折、骨裂、骨结核者，严禁按摩。

（5）在皮肤病、传染病的传染期内不能按摩，以免传染。

（6）骨质疏松或严重缺钙者不宜按摩。

（7）脑血栓、心脏经过大型手术后、有严重的高血压等循环系统疾病的患者不宜接受按摩。

3. 常用摩腹养胃的手法

指摩法和掌摩法：肘关节自然屈曲，腕部放松，指掌伸直，用拇指或中间三指的指腹着力，或用手掌掌面着力于摩动部位，腕关节及前臂协同配合，做环形旋转摩动。动作不能过急，也不宜过缓，注意轻重适宜，和缓协调，用力自如。

全腹按摩：是用指掌摩动整个腹部，通常先在脐部摩动数次，然后边摩动边向外扩大；然后做反方向按摩，从外向内，边摩动边向内收缩，至脐部为止。

配合各种手法：摩腹的同时，配合按、揉、推、拿、振等手法，可增强摩腹的效果。

4. 按摩手法的补与泻

按摩通过刺激力量的强弱、时间的长短、频率的快慢、方向的顺逆，作用于经络穴位，从而起到补或泻的作用。

（1）手法刺激力量强的为泻，弱的为补。

（2）手法作用时间短的为泻，长的为补。

（3）手法频率快的为泻，慢的为补。

（4）手法旋转按逆时针方向的为泻，按顺时针方向的为补。

5. 养胃按摩何时补，何时泻

（1）宜以泻法按摩的胃肠症状

对于实证的治疗，方法是泻其实，按摩时宜采用泻的手法。

肝郁气滞胃痛：胃中胀满，攻冲作痛，疼痛牵连到两胁，胸闷痞塞。

食积胃痛：胃中胀满，疼痛拒按，嗳腐酸臭，不愿闻到饮食气味，恶心呕吐，吐出后疼痛会减轻。

肝火燔灼胃痛：胃中烧灼疼痛，痛势急迫，拒绝按抚，喜冷恶热，胃灼热反酸，口干口苦，甚则呕吐苦水。

瘀血留阻胃痛：胃中疼痛如针刺或如刀割，疼痛有定处，拒绝按压。

寒邪犯胃胃痛：胃中疼痛较甚，遇温可以减轻，痛作时怕冷。

（2）宜以补法按摩的胃肠症状

对于虚证的治疗，方法在于补其虚，按摩时宜采用补的手法。

脾胃虚寒胃痛：胃中隐隐作痛，绵绵不断，喜按喜暖，饥饿时痛得厉害，进食后会减轻，遇冷疼痛加剧。

胃阴不足胃痛：胃中隐隐灼痛，嘈杂似饥。

七、按摩养胃——延年九转法

第一步：摩剑突部

采取坐、站或卧的姿势均可，身体放松，和缓呼吸，让心静下来。两手在胸前部，中间三指互相对插并夹紧，指腹平按剑突部，稍加压力，顺时针方向按摩，连续摩动21次。

注意：两手三指对插的深度以两中指指尖平齐对侧手第二指关节为宜。摩动时，指腹平贴在剑突部，指尖不要内戳，也不要外翘。摩动范围是以剑突为中心、3厘米左右为半径的一个区域。

第二步：摩腹中线部

两手三指相插不分开，边摩动边从剑突部向下移动，约摩动 21 次，两手移动至耻骨联合处为止。

注意：用两手指腹摩动，从剑突部开始至耻骨联合处为止，按顺时针方向摩动，摩动的半径以 2 厘米大小为宜，每次下移距离要适度，以 21 次摩动到达耻骨联合处为宜。

第三步：摩腹部两侧

两手在耻骨联合处分开，向两侧摩动，至腹股沟处时，沿平行于腹中线的胸乳线，垂直向上摩动，至平剑突处时转为向内摩动，两手在剑突部交接。共摩动 21 次。

注意：两手在耻骨联合处分开后即分别往两侧按摩，边摩动边挪动位置，整个按摩线路是一个长方形。

第四步：推按腹中线部

两手在剑突部交接后，两手中间三指相插，按贴在剑突部，两手指腹着力，向下推按，至耻骨联合处为止，连推 21 次。

注意：两手保持三指对插状态，在用力按压的同时向下推动，从剑突部开始，推向耻骨联合处。

第五步：右手绕脐腹按摩

左手四指向前，大拇指向后，叉在左侧腹股沟部。右手按顺时针方向摩腹，以脐部为中心，向外扩大，连续摩动 21 次，摩遍整个腹部。

注意：用掌面摩动，从脐部开始，做圆形扩展，并逐渐加大摩动的力量。按顺时针方向摩动，每摩动一次扩展一点，摩遍整个腹部。

第六步：左手绕脐腹按摩

右手四指向前，大拇指向后，叉在右侧腹股沟部。左手按逆时针方向摩腹，以脐部为中心，向外扩大，连续摩动 21 次，摩遍整个腹部。

注意：用掌面摩动，从脐部开始，做圆形扩展，并逐渐加大摩动的力量，按逆时针方向摩动，每摩动一次扩展一点，摩遍整个腹部。

第七步：推按左侧胸腹

左手大拇指向前，四指托后，轻轻按捏在左腰处不动。右手以中间三指指腹着力，自左胸乳向下推动，至腹股沟处为止，反复推按 21 次。

注意：以中间三指指腹着力，推右侧胸腹部，从右乳下开始，做平行于腹中线的直线下推。

第八步：推按右侧胸腹

右手大拇指向前，四指托后，轻轻按捏在右腰处不动。左手以中间三指指腹着力，从右胸乳向下推动，至腹股沟处止，反复推按 21 次。

注意：以中间三指指腹着力，推按的部位是左侧胸腹，从左乳下开始，做平行于腹中线的直线下推。

第九步：上体摇转

盘坐，臀部稍垫高，两腿交叉盘起，踝部可用软物垫一下。两手分别轻置于两膝上，全身放松，和缓呼吸。上身慢慢往下俯伏，然后按顺时针方向摇转，向前向右，继而向后，再向左侧，复摇向前，连续摇转 21 次。然后，改做逆时针方向摇转，由前向左，继而向后，再向右侧，复摇向前，连续摇转 21 次。

特别提示：

（1）可在前八步连做 7 遍后，做本步上体摇转；也可以在第八步后做上体摇转，从第一步到第九步连做 3~5 遍。第一步至第八步，可采用任何姿势，坐、站、卧均可，但本法必须坐着做，盘坐或端坐摇转。

（2）盘坐时要注意：两足不宜夹得很紧，宜各向两边拉开些；两手放膝上，可握虚拳放置，也可张掌按定；摇转幅度逐步加大，达到最大幅度，向前摇动当上身摇伏腿上，摇向右侧宜胸肩摇出右膝，摇向后宜上体后倒，以手不离膝为度，摇转向左时，胸肩摇出左膝。摇转时以腰为中心，做上体活动，头部不宜晃动，特别是高血压患者更应注意；摇转动作宜和缓，不可心躁图速，着意急摇；摇转的次数，为顺时针方向 21 次，逆时针方向 21 次，初习练者可减少摇转的次数，也可只做一个方向的摇转。

（3）初练者或腿膝有病难以盘坐者，可端坐凳上摇转。具体操作及注意事项同盘坐摇转，以臀部的 1/3 或一半坐在凳上，两足分开，与肩同宽，平行踏实，摇动时两足不移动。

（4）颈椎病、高血压患者在上体摇转时，要注意动作的和缓，尽量少晃动头。

八、老中医推荐的特效养胃穴

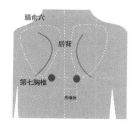

膈俞穴

膈俞穴

穴名解释：膈，横膈；俞，"输"音。膈气转输于后背体表的部位。

归属：足太阳膀胱经。

位置：低头，从颈部隆起的最高处向下数第 7 个突起下旁开两横指，左右各一穴。

功用：横膈上为胸腔脏器，下为消化道，因此膈俞穴既能治疗咳嗽、气喘等呼吸道疾病，又能治疗呕吐等。因为此穴与横膈关系密切，故重要作用之一就是治疗呃逆。

主治：呃逆、胃痛、食欲不振、咳嗽、失眠。

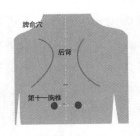

脾俞穴

脾俞穴

穴名解释：脾在背部的俞穴，内应脾脏，是脾气转输、输注之所。

归属：足太阳膀胱经。

位置：第 11 胸椎和第 12 胸椎棘穴之间，旁开 1.5 寸。

功用：健脾利湿、益气统血，是气血生化之源。

主治：腹胀、黄疸、呕吐、泄泻、痢疾、水肿。

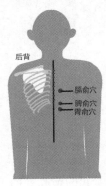

胃俞穴

胃俞穴

穴名解释：胃俞即胃在背部的俞穴，是胃气转输、输注之处，为治疗胃病的要穴。

归属：足太阳膀胱经。

位置：第 12 胸椎和第 1 腰椎棘突之间，旁开 1.5 寸。

功用：此穴有健脾和胃、化湿消滞的功效。中医认为，胃腑的湿热水汽由胃俞穴外输至膀胱经，所以此穴可以看作是胃的排毒通道。指压或按摩此穴可增强胃的功能，对慢性胃肠疾病效果显著，配合中脘、脾俞、足三里则更佳。

主治：胃寒、腹胀、胃脘痛、肠鸣、呕吐、泄泻、呃逆、消化不良。

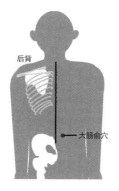

大肠俞穴

大肠俞穴

穴名解释：大肠在背部的俞穴，与大肠相应，是大肠之气转输、输注之所。

归属：足太阳膀胱经。

位置：第4腰椎与第5腰椎之间，旁开1.5寸，在腰间系腰带处，脊柱外侧两横指。

功用：通调大肠。

主治：腹胀、肠鸣、急慢性腰痛、坐骨神经痛。

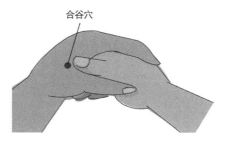

合谷穴

合谷穴

穴名解释：即虎口。合，交结、集会。谷，肉大之处为谷，二处相连为合。将食指与拇指并拢，虎口处为隆起的肌肉，状如山峰，因而得名。

归属：手阳明大肠经。

位置：拇指第一个关节横纹正对另一手的虎口边，拇指屈曲按下，指尖所指处就是合谷穴。

功用：合谷穴是人体养生要穴之一，可开窍醒神、解表退热、理气止痛、活血调肠，最善于调理大肠经的病变。

主治：胃痛、腹痛、肠炎、便秘、咽喉肿痛、头痛。

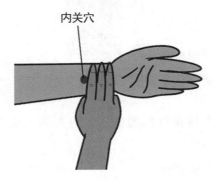

内关穴

内关穴

穴名解释：与外关相对，位于前臂内侧要处，犹如关隘。

归属：手厥阴心包经。

位置：手前臂内侧，腕横纹上 2 寸。从手腕根部向上三横指，握紧拳时，位于手腕两根筋之间凹陷处。

功用：内关穴为八脉交会穴之一，是人体的养生大穴，古时养生家将其与合谷穴、足三里视为延年益寿的三大要穴。内关穴擅长防治内脏疾病，维持阴阳、脏腑、气血的平衡，安神宁心、镇痛理气，能够缓解胃痛、呕吐、呃逆等。

主治：胃痛、恶心、呕吐、呃逆、失眠、烦躁、高血压、心绞痛、心痛、心悸、胸闷。

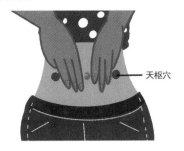

天枢穴

天枢穴

穴名解释：天，天空；枢，枢纽。古代星相学家以北斗第一星为天枢，主持天际各星运行规律。医家依照此说，因此穴平脐，脐上为天属阳，脐下为地属阴，天枢即为天地之枢纽。

归属：足阳明胃经。

位置：脐中水平线两外侧三横指处。

功用：天枢穴是治疗消化系统疾病，尤其是大肠疾病的重要穴位，可调中和胃、健脾理气，止痛、止泻效果明显。腹部疼痛时，艾灸此穴有很好的效果。

主治：胃肠炎、便秘、腹泻。

提示：经常按摩或艾灸天枢穴，可以改善和促进胃肠血液循环及新陈代谢，并可增强胃肠蠕动。

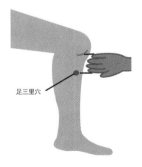

足三里穴

足三里穴

穴名解释：里，有集会通达之意，又与"理"通；三指，指膝下 3 寸处。本穴治疗腹部上中下三焦诸疾，因而得名。

归属：足阳明胃经。

位置：膝关节弯曲成直角，外侧膝盖骨下方有一个凹陷，即外膝眼，再向下四横指，即为本穴。

功用：足三里穴为最有养生保健价值的穴位之一，对消化、呼吸、循环、免疫等各系统疾病的恢复都有积极作用，尤以治疗消化系统疾病最为有效。

主治：呕吐、便秘、高血压、高血脂、肥胖症、月经不调。

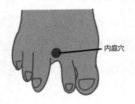

内庭穴

内庭穴

穴名解释：内，里边、深处；庭，庭院、居所。本穴所治之症多不在本穴近处，而在头脑腹心者居多，其主治功能与内里相关，犹在门庭之内，故得名。

归属：足阳明胃经。

位置：足背第 2 趾与第 3 趾之间，趾蹼缘后方赤白肉际处。

功用：清泻胃肠湿热，理气镇痛。

主治：腹痛、腹胀、泄泻、痢疾、鼻出血、牙痛。

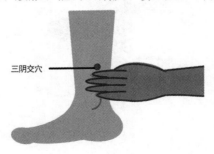

三阴交穴

三阴交穴

穴名解释：交，交会。本穴是足太阴、厥阴、少阴三经交会之所，故得名。

归属：足太阴脾经。

位置：小腿内侧，足踝尖上3寸（四横指），胫骨内侧后缘。

功用：三阴交穴是人体养生大穴，是脾、肝、肾三条阴经相交的地方，健脾益气、调补肝肾。脾统血、肝藏血，所以在调经、养血、补阴方面效果显著，对女性保健的意义重大。

主治：腹胀、泄泻、不孕、月经不调、痛经、黄褐斑。

提醒：妊娠妇女慎用三阴交，因其有引发流产的危险；足冰冷、气血不调的女性、中老年人或身体虚弱者，可采用5～10壮的艾条或艾炷温灸三阴交。

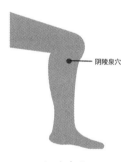

阴陵泉穴

阳陵泉穴

阳陵泉穴

穴名解释：阳，阴阳；陵，隆起；泉，经气深聚之处。外为阳，膝外侧腓骨小头隆起如丘陵，本穴位于其下，故名。

归属：足少阳胆经。

位置：小腿外侧，腓骨小头前下方凹陷处。将大拇指指腹放于小腿外侧，向上推移时可在膝盖下方发现一个骨突，以此为准向下一横指的凹陷处，即为阳陵泉穴。

功用：舒筋通络，清泻肝胆。

主治：呕吐、口苦咽干、胁肋痛、黄疸、小腿抽筋、胆囊炎。

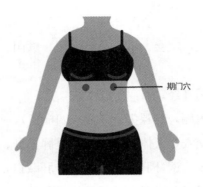

期门穴

期门穴

穴名解释：期，一周。人体气血出自云门，历经肺、大肠诸经，经行十二时辰，至期门恰为一周，然后周而复始，复出云门，故得名。

归属：足厥阴肝经。

位置：胸部，乳头直下，第6肋间隙，前正中线旁开4寸。

功用：疏调肝脾，理气活血。

主治：腹胀、呃逆、反酸。

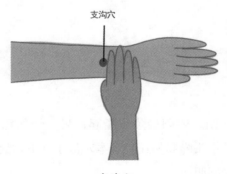

支沟穴

支沟穴

穴名解释：支，通"肢"；沟，狭窄的沟渠。因位于上肢两筋骨狭窄之间而得名。

归属：手少阳三焦经。

位置：手背腕横纹中点上3寸，前臂尺骨和桡骨之间。

功用：支沟穴为手少阳三焦经主要穴位之一，泄除三焦火气，疏通三焦经脉，通经开窍，活络散淤，调理脏腑，常用于治疗因人体新陈代谢的废弃物排泄不畅所导致的疾病。配照海穴可治便秘，配外关穴、大陵穴可治腹痛。

主治：呕吐、便秘、肩背酸痛、腰扭伤、胁肋疼痛、心绞痛。

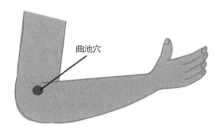

曲池穴

曲池穴

穴名解释：曲，弯曲；池，凹陷。曲肘时，此穴有凹陷，形似浅池，故得名。

归属手阳明大肠经。

位置：肘关节弯曲成直角，肘关节头外侧横纹尽头。

功用：曲池穴为大肠经合穴，也就是大肠经气注入之处，是强身健体的要穴之一，可舒筋活络、调和气血。

主治：呕吐、泄泻、腹痛、咽喉肿痛、前臂疼痛。

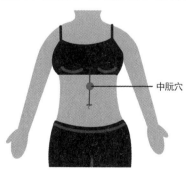

中脘穴

中脘穴

穴名解释：中，中间；脘，胃脘。因其位于胃的中间而得名。

归属：任脉。

位置：身体前正中线上，脐上4寸。

功用：中脘穴是任脉的重要穴位之一，也是治疗消化系统疾病最常用的穴位之一，有和胃健脾、通降腑气之功，尤其对胃和十二指肠溃疡效果最佳。平时配合内关穴、足三里穴进行按摩，保健效果明显。

主治：胃痛、呕吐、腹胀、腹泻、呃逆。

提示：当胃脘部出现疼痛、胀满，或出现呕吐、泄泻等症状时，可用热毛巾热敷中脘穴，或用筷子粗的一端连续按压中脘穴10次，以缓解症状。

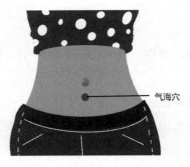

气海穴

气海穴

穴名解释：先天元气之海。

归属：任脉。

位置：下腹部，前正中线，脐下1.5寸。

功用：补调下焦，补肾益气，振阳固脱。

主治：腹痛、腹泻、胃下垂、脱肛、痛经、阳痿。

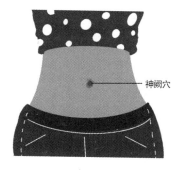

神阙穴

神阙穴

穴名解释：阴阳莫测为"神"；阙，宫室。此穴位于脐中，为胎儿与母体的结蒂，又为后天的气舍，有回阳救逆、开窍复苏的神效，是人身之根、生命之源，机体内外沟通之窍，故得名。

归属：任脉。

位置：肚脐正中央。

功用：神阙穴内联十二经脉、五脏六腑、四肢百骸，具有承上启下的作用，历来被视为养生保健的要穴，有滋阴壮阳、利水固脱、补血养颜、延年益寿的功效。发生急性虚脱时，温灸此穴最能温阳救逆，救人于险境。

主治：泄泻、腹痛、腹胀、腹冷、肠鸣、脱肛、水肿。

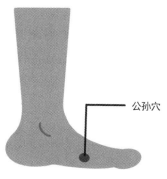

公孙穴

公孙穴

穴名解释：即公之辈与孙之辈，指此处穴位的气血物质与脾土之间的关系。在五行中，脾经物质属土，其父为火，其公为木，其子为金，其孙为水。此穴内物质来自两个方面：一是太白穴传来的天部之气；二是地部孔隙传来的冲脉高温经水。脾经与冲脉的气血在此穴相会后化成了天部的水湿风气。因为此穴位于人的足部，在地球重力下，冲脉流至公孙穴的物质为下行的水液，流行的通道是冲脉的体内经脉，所以冲脉气血出公孙穴后就会快速气化。此穴也是足太阴络穴，因为此穴物质为天部水湿风气，并横向输散至脾胃二经，有联络脾胃二经各部气血的作用。

位置：在足内侧缘，当第一跖骨基底部的前下方。

主治：急性胃炎、胃痉挛、急性肠炎、神经性呕吐、膈肌痉挛等。

九、情志调养必不可少

1. 好心情是养胃良药

愉悦的心绪，是开胃进食的良药，做好心理调节，培养良好的情绪，对于胃肠病患者的保健非常重要。

（1）能消除神经和精神紧张，使胸部肌肉兴奋，扩张胸肌，使肺部运动加强，增大肺活量，调节呼吸系统的功能。

（2）能强化心脏血管的肌肉运动，加快血液循环，满足机体组织氧气和营养的需要。

（3）可使腹肌收缩而又张开，增加肠胃蠕动，及时产生胃肠液，帮助消化，增进食欲，促进人体的新陈代谢。

2. 应对七大不良情绪

（1）缓解紧张

紧张情绪对大多数人而言并不陌生。长时间处于紧张状态容易导致心理疲劳，使人动作失调，失眠多梦，记忆力减退，学习、工作效率下降。紧张时，可按以下方法进行松弛练习：

1）开怀大笑。既可以消除紧张，也可以带来愉悦。

2）找人聊天。可以转移注意力。

3）放慢生活节奏。合理安排时间，不要让自己总处于紧张忙乱之中。

4）唱歌。唱歌的过程中，既可以很快排净肺内的浊气，又能够加强肠胃的消化功能。唱歌时，胸腹肌时而急速放松，时而紧张收缩，这就从客观上起到了按摩腹部的作用，从而增加了人体的摄氧量，提高了进食的欲望，也缩短了消化吸收的过程。

5）适当做做白日梦。想象自己喜欢与热爱的地方，沉浸在自在轻松的白日梦中，可以有效缓解紧张情绪。

（2）消除烦恼

1）消除烦恼最有效的办法是正视现实，别被那些让你忧虑不安的因素困住。

2）让自己静下心来。感到烦闷无聊时，先让自己静下心来，什么都不做是消除烦恼的良方。

3）合理宣泄心中苦闷。找自己信任的亲友倾诉自己的烦恼，放开心胸，纠结于心中的烦闷会随着倾诉而消失。

4）找一种喜欢的运动。每天按时活动筋骨，是解除烦恼的最好办法。运动可以让中枢神经兴奋，转移注意力，让人忘却烦恼。

5）不要太苛求自己。根据自己的性格特点，做自己擅长的事情，做事不要急于求成，同时要注意培养良好的工作和生活习惯，尽量避免出现失控状态；对意外局面，尽量处之泰然。不要苛求自己无所不能，完美无缺。

（3）应对愤怒

愤怒会造成心血管功能紊乱，引起心律失常、高血压和冠心病等病症，严重时还会引起脑血栓或心肌梗死，高血压患者会猝死，对身体尤其是对胃肠伤害很大。

愤怒是在"用别人的错误惩罚自己"，记住这一点，怒气上升时，要经常注意提醒自己。

1）有意转移兴奋点。愤怒时，大脑皮质中会出现强烈的兴奋点，并逐渐向四周蔓延，要在"怒发"尚未"冲冠"之际，理智地转移兴奋中心，给自己"撤火"。

2）适度宣泄。怒气上升时，一味压制对健康无宜，可以摔打一些无关紧要的物品，使怒气得以发泄，也可以对空大喊或做一些运动。注意此类宣泄不要骚扰他人或伤到自己。

3）自我按摩。怒气会使人颈部和肩部的肌肉紧张并引起头痛，按摩太阳穴或颈、肩部，有助于减少怒气，缓解肌肉紧张。

4）冷水洗脸。冷水会降低皮肤温度，有助于"熄灭"怒火。

5）闭目深呼吸。把眼睛闭上几秒，再用力伸展身体，使心神慢慢安定下来。

（4）疏导压抑

压抑与挫折、失意有关，会产生自卑、沮丧、自我封闭、孤僻等病态心理行为。以下方法有助于疏导压抑情绪：

1）运动疗法。当人累得满头大汗、气喘吁吁的时候，压抑的情绪也基本被抚平了。

2）眼泪疗法。感到压抑不堪时，不妨大哭一场。哭是一种释放积压能量、调整机体平衡的有效方式。

3）宣泄疗法。把心中积郁的不快直接说出来，可以减轻心理压力，消除紧张情绪，让心情恢复平静。

4）培养热情法。深入了解每个问题，培养学习的热情，培养做事情的热情；让自己保持微笑，培养与人沟通时的热情。

（5）消除抑郁

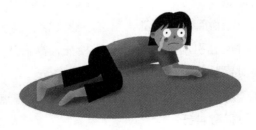

抑郁

抑郁是一种由情绪低落、冷漠、悲观、失望构成的负面情绪，遵照以下规则，可以有效消除抑郁：

1）遵守生活秩序。与人约会要准时，日常起居要按部就班，从稳定、规律的生活中培养情趣。

2）留意自己的外表。保持个人清洁卫生，穿着适当讲究一些，生活和工作环境也要保持干净整洁。

3）即使抑郁，也绝不放弃自己的学习和工作。

4）不要强压怒气，对人、对事尽量宽宏大度。

5）主动吸收新知识。

6）建立挑战意识，学会主动接受矛盾，并相信自己一定能够成功。

7）即使是小事，也要采取合乎情理的行动。即使心情沉闷，也要注意让自己的言行合乎情理。

8）对待他人的态度要因人而异。心情抑郁的人，对每个人的反应、态度几乎相同，这是不对的，应有意识地纠正。

9）拓宽自己的兴趣范围。

10）不要将自己的生活与他人的生活比较。

11）养成记录美好事物、愉快心情的习惯。

12）不要掩饰自己的失败。

13）尝试以前没有做过的事，积极地开辟新的生活园地，使生活更充实。

14）与精力旺盛、乐观向上的人交往。

（6）战胜悲观

1）不要担惊受怕。越是担惊受怕越容易产生挫折感，一定要用积极态度面对人生，坚信希望和乐观能让自己幸福。

2）积极面对困难。即使处境危难也要寻找积极因素，越乐观勇敢，越能从容渡过难关。

3）笑对失败。以幽默的态度接受失败，战胜悲观，不被自责、失落所困。

4）不要留恋悲观情绪。悲观者大多习惯于让这种不良情绪成为逃避现实的缓冲器，沉浸其中不愿自拔。

5）多接近乐观的人。学习乐观的处世态度，让自己快乐起来。

（7）战胜焦虑

许多人常被焦虑情绪折磨，惶惶不可终日，不知如何解脱，不妨尝试以下方法：

1）承认自己不是完人。焦虑感多发生在追求完美的人身上，要有勇气对自己说："我不是完美无缺的，我只想尽力而为。"让自己放松下来。

2）不要太在意他人的评价。因为过于在意别人的评价，力求让每个人都对自己满意和认可，所以做事情总是瞻前顾后，思虑过多。应正确认识自己、评价自己，理智地面对他人的意见，不需要为迎合他人而失去自我。

3）从容面对挫折。挫折会造成心理压力，让人怀疑自己的能力、自己的选择，尤其是女性。遇到挫折时可以适当宣泄，尽快摆脱困境，挫折只是人生的一种经历而已，吃一堑还能长一智，不要让它成为你的负担。

第二节　辩证论吃，常见胃肠疾病的饮食调理

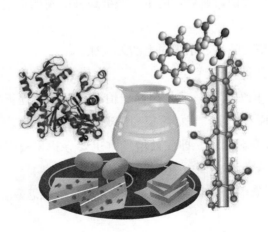

饮食调理

一、急性胃炎饮食调理与食方

如果你得了急性胃炎，请你在饮食上注意以下几点：

（1）急性胃炎发作时，宜用清淡流质饮食，如薄面汤、米汤、去皮的大枣汤、清汤等。以咸食为主，尽量少食用含脂肪多及产气多的食物，如牛奶、豆奶、蔗糖等。腹痛剧烈时，应禁喝水，禁用生冷、刺激食品，如辣椒、姜、葱、蒜等，也不应吃能让人兴奋的食品，如咖啡、浓茶等。严重呕吐腹泻的患者，宜饮糖盐水，以补充水分和钠盐。如因呕吐导致失水和电解质紊乱，应静脉注射葡萄糖、盐水等溶液。

（2）急性胃炎患者若伴有肠炎或腹泻，饮食中应少用或不用蔗糖，以免产生或加重肠胀气，同时还应禁食一些生的蔬菜、水果以及粗纤维含量较多的食物。

（3）多饮淡盐水，以补充因吐泻损失的水和盐。具体方法是，温的淡盐水、煮菜水、淡红茶水交替饮用，每小时 1 次，每次饮 200 毫升左右。多饮水还有利于排除毒物。

（4）患者呕吐停止、腹泻次数减少后，应喝少量小米汤或稀藕粉，然后逐渐吃些粥、薄面片、软面条，还要继续多饮水，别急于吃肉、蛋等含蛋白质与脂肪多的食物，易引起胀气和食物纤维多的食物也不要急于食用，牛奶也暂时不要饮用。

（5）病情缓解后，可以开始吃酸奶、鸡蛋汤、面汤、粥、苏打饼干、瘦肉泥、嫩菜叶等。每餐食量不宜太多。

（6）急性胃炎恢复期宜吃易消化、刺激性小和胀气性轻的食物，尽量做得清淡、软烂一些。

对症食方

参桂花心粥

原料：粳米 50 克，桂花心 2 克，茯苓 2 克。

用法：将米洗净，桂花心、茯苓放入锅内，加清水适量，用武火烧沸后，转用文火煮 20 分钟，滤渣，留汁。再将米和汤汁放入锅中，加适量清水，用武火烧沸后，转用文火煮，至米烂成粥即可。每天 1 次。

功效：化痰，生津，暖胃，平肝，缓解急性胃炎引起的胃痛、呕吐、腹泻等症状。

金银花玫瑰粥

原料：玫瑰花 4 克，金银花 10 克，红茶、甘草各 6 克，粳米 100 克，白糖适量。

用法：将玫瑰花、金银花、红茶和甘草用水煎取汁，然后加入洗净的粳米煮成稀粥即可。可作早、晚餐用。

功效：清热解毒，理气解郁，治疗急性胃炎，缓解胃痛。

鲜藕粥

原料：鲜藕适量，粳米 100 克，红糖少许。

用法：将鲜藕洗净，切成薄片，粳米淘洗后，将米、藕、红糖放入锅内，加清水适量，用武火烧沸后，转用文火煮至米烂成粥。每天 2 次，早、晚餐用。

功效：健脾开胃，益血补心。治疗急性胃炎，缓解胃痛、呕吐、腹泻等症状。

银耳南瓜粥

原料：水发银耳 100 克，南瓜 100 克，粳米 500 克。

用法：南瓜去皮去瓤，切块；水发银耳洗净后切成小块；将米洗净放入锅中煮，20 分钟后将南瓜和银耳放入锅中，煮软即可。

功效：润肺生津，滋阴养胃，消肿排脓，益气安神，缓解急性胃炎引起的不适。

马齿苋绿豆汤

原料：马齿苋 100 克，绿豆 50 克。

用法：将锅中加入适量的水置火上，再将马齿苋和绿豆放入锅中，煎汤服用。

功效：清热解毒，利水祛湿，散血消肿，除尘杀菌，消炎止痛。治疗急性胃炎。

二、慢性胃炎饮食调理与食方

慢性胃炎发生和发作的一个重要原因就是饮食不当，因此，注意饮食是治疗慢性胃炎的重要举措之一。

慢性胃炎患者要有意识地多吃一些含优良蛋白质和维生素丰富的食品，多食用柔软的鱼、禽等。伴有高酸的慢性浅表性胃炎患者则与之相反，应避免食用富含氮浸出物的原汁浓汤或用煮过的鱼、虾、鸡肉、瘦肉类等来烹调菜肴，如蒸鱼块、烩鱼片、熘鸡脯丸子、肉沫羹等，以减少对胃的刺激，让胃酸少分泌。高酸的慢性浅表性胃炎患者还要多喝牛奶、豆浆，多吃烤面包或含碱的馒头、新鲜蔬菜和水果等，以中和胃酸。胃酸分泌过少或缺乏的患者，应多喝富含氮浸出物的鱼汤、鸡汤、肉汤及蘑菇汤等原汁浓汤，米粥，带酸味的食品，带香味的调味品及适量的糖醋食物，以增强胃液分泌，提高胃酸浓度和食欲。

任何事物都有其两面性，比如说大枣和啤酒。

大枣是滋补良品，含有大量的糖分、蛋白质、有机酸、黏液质、维生素 A、B 族维生素、维生素 C 和微量元素钙、磷、铁等。中医学认为，大枣有补益脾胃之功，可用来治疗脾胃气虚、食少、泄泻，还能滋养阴血，治疗各种贫血、血小板减少等。但有胃胀、小儿疳积、胃肠积滞的患者，服用大枣后实热证会加重，导致进食更少，不利于康复。

啤酒是一种很好的夏季饮料，可清热解暑，又含有多种营养成分，深受人们的喜爱。但大量喝啤酒会引起慢性胃炎，已患胃炎的人大量饮啤酒会使病情加重。慢性胃炎是因为胃酸侵蚀胃黏膜引起的一种疾病，啤酒中含有某种特殊成分，它能减少或阻止胃黏膜合成前列腺素 E，从而易使胃酸损害胃黏膜，因此，经常大量喝啤酒就可能诱发慢性胃炎。一些已患了慢性胃炎的人由于胃黏膜本身已被破坏，若再喝啤酒，就会促使胃酸进一步损害胃黏膜，影响身体健康。因而，慢性胃炎的患者应忌喝啤酒。

对症食方

赤小豆炖牛肉

原料：牛肉250克，赤小豆200克，花生仁150克，大蒜100克。

用法：将上述4味一起放入锅内，加水共煮至熟烂。

功效：清热祛湿，健脾止泻，补虚温中。适宜于慢性胃炎者食用。

陈皮焖鸡

原料：陈皮20克，香附15克，嫩公鸡肉60克，葱白1根，生姜6克，料酒、味精、酱油各适量。

用法：将鸡肉洗净，切小块备用。将陈皮洗净，醋炒香附，放入沙锅中煎取药汁200毫升，将生姜切如米粒状，葱白切碎。再将鸡肉先用热油锅炒。对入药汁，加适量清水；先以武火煮沸，再以文火焖至药汁干涸；放姜粒、葱白、料酒、味精、酱油，炒拌而成。以佛手酒50毫升送服，每天1次。

功效：健脾养胃，顺气消滞。适宜于慢性浅表性胃炎之脾胃虚弱、肝胃不和、肠胃气滞证，症见脘腹胀痛、食少不化、恶心、舌苔白腻者。

猴头菇冬瓜汤

原料：猴头菇100克，冬瓜500克，大响螺1只，干贝50克，陈皮1块，新鲜荷叶1张，盐少许，生姜1片。

用法：将猴头菇、干贝、陈皮分别用清水浸透洗净，猴头菇切片；冬瓜保留皮、瓤、仁，洗净切厚片；响螺去壳取肉，洗净切片。瓦煲内加入适量清水，用大火烧沸，放入除荷叶以外的全部用料，用中火煲3小时，放入荷叶再稍煮沸，加盐调味即可。

功效：清热解毒，健脾开胃，滋阴生津。适宜于慢性胃炎、食欲不振者食用。

灵芝银耳羹

原料：灵芝9克，银耳6克，冰糖15克。

用法：将银耳用温水泡发后，去除杂质洗净；灵芝用清水洗净。把银耳与灵芝一起放入锅内，加水适量，用文火炖 2～3 小时，炖至汁浓时，捞出灵芝，加入冰糖，再稍炖片刻即可。

功效：益胃养阴，生津止痛。适宜于胃阴亏虚型慢性胃炎患者食用。

党参大枣茶

原料：党参 15 克，大枣 10 枚，陈皮 3 克。

用法：将上 3 味水煎代茶饮，每天服 1 剂。

功效：利胃行气。适宜于肝胃气滞型慢性胃炎。

三、便秘饮食调理与食方

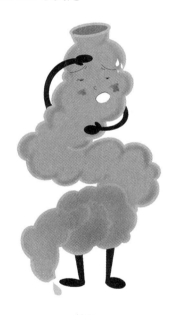

便秘

饮食与便秘关系甚大，一旦便秘，维持正常的进食量就有所困难。因此，便秘患者在饮食上应注意以下问题：

（1）在吃早餐前，喝点凉开水、牛奶、汽水之类，对便秘是有好处的。

（2）冷却的牛奶有促进大便排泄的功能，最好是刚起床便来一杯。酸奶含有乳酸菌，能使食品发酵，调整肠内细菌的平衡，促进维生素 B_1 的吸收，手术后产生便秘的人可以多喝酸奶。牛奶和酸奶富含钙质，临睡前喝一些能酣然入睡。

（3）蔬菜、芋类中富含纤维，能提供维生素和矿物质，是便秘理想的食品。为使消化吸收更有效，应多食含纤维素的食品，但这类食物必须经过煮、蒸才能食用。

（4）完全熟透的水果与海藻、原脂（又称洋菜，是种凝固剂，从海藻等植物中萃取而成）并列使用，可以刺激肠，促进大便的排泄，也应多食。用水果加洋粉制成的点心，对防止便秘也有很好的效果。

（5）鱼类、肉类和便秘没有直接的关系，但是为了不破坏营养平衡，也要充分食用。煮豆和豆腐渣中因富含纤维，食用后对便秘也有好处。

（6）便秘患者应多食用富含维生素 B_1 的小麦和小麦胚芽做成的食品，因为这些食品有解除便秘的效果。

对症食方

虾仁炒韭菜

原料：虾仁 30 克，韭菜 250 克，鸡蛋 1 个，食盐、酱油、菜油、淀粉、芝麻油各适量。

用法：将虾仁洗净，浸入水中约 20 分钟发胀，捞出沥干；韭菜择洗净切段；鸡蛋磕入碗内打散，加入淀粉和芝麻油调成蛋糊，倒入虾仁拌匀。锅内加入菜油，油锅烧热，倒入虾仁煸炒，待蛋糊凝结后，放入韭菜一起煸炒至熟，加入食盐、酱油，调味炒匀即成。佐餐食用。

功效：补肾壮阳，下气通肠。适宜于阳虚便秘者食用，阴虚火旺者忌用。

芝麻粥

原料：黑芝麻 6 克，大米 50 克，蜂蜜少许。

用法：烧热锅，放入芝麻，用中火炒熟至有香味时取出备用。将大米洗净放入锅内，加清水适量，用武火烧沸后，转用文火煮，至米八成熟时，放黑芝麻、蜂蜜，拌匀，继续煮至米烂成粥即可。每天2次，早、晚餐服用。

功效：润肠通便。适宜于长期便秘患者食用。

冬瓜薏米粥

原料：冬瓜200克，薏苡仁30克，绿豆30克，鲜荷叶适量，藿香少许。

用法：藿香煎煮取汁适量；冬瓜切小块，与薏苡仁、绿豆煮成稀粥，粥将成时入荷叶、藿香汁稍煮。

功效：清热解毒，健脾开胃。适宜于肠燥便秘患者食用。

红薯小米粥

原料：红薯50克，小米50克。

用法：先将红薯洗净去皮，切成3厘米长、1.5厘米厚的小块；小米淘净。再把小米、红薯放入锅内，加清水适量，用武火烧沸后，转用文火煮至米烂成粥即可。每天2次，早、晚餐服用。

功效：健脾胃，通便。适宜于习惯性便秘者食用。

豆浆小米粥

原料：新鲜豆浆500毫升，粳米、小米各100克，白砂糖适量。

用法：将粳米、小米淘洗干净，放入锅内，加水适量，用文火煮至半熟时，加入豆浆与白砂糖搅匀，煮熟即成。每天1次，早餐时服食。

功效：健脾养胃，补益虚损。适宜于消化不良、食欲不振、大便秘结者食用，也可用于急性热病后期的调补。

决明苁蓉茶

原料：决明子（炒熟研细）、肉苁蓉各10克，蜂蜜适量。

用法：前两种药用沸水冲泡滤液，加蜂蜜适量。代茶饮用。

功效：润肠通便。适宜于习惯性便秘和老年性便秘。

四、消化性溃疡饮食调理与食方

（1）烹调要得当，以蒸、烧、炒、炖等法为佳。煎、炸、熏等烹制的菜不易消化，在胃内停留时间较长，影响溃疡面的愈合。

（2）饮食有节，吃饭定时定量，细嚼慢咽，少说话，不看书报，不看电视；保持思想松弛，精神愉快。在溃疡活动期，以进食流质或半流质、易消化、富有营养的食物为好。以前提倡溃疡病患者少吃多餐，以避免过饱或过饥。近年来研究认为，尽管进食可暂时缓解疼痛，但少食多餐不断地刺激胃酸分泌，使胃酸分泌整日处在活跃状态，显然不利于溃疡愈合。因此，除急性发作期并发出血、呕血时短期少食多餐外，平时应坚持一日三餐规律进食。

（3）选用易消化且含足够热量、蛋白质和维生素丰富的食物。富含维生素（维生素 A、B 族维生素、维生素 C）的食物有新鲜蔬菜和水果等；富含热量的食物有稀饭、细面条、牛奶、软米饭；富含蛋白质的食物有豆浆、豆腐、鸡蛋、瘦肉。这些食物可以增强机体抵抗力，有助于修复受损的组织，促进溃疡愈合。泛酸的患者应少用牛奶。

（4）选择对溃疡愈合有利的食物，例如：鸡蛋 1 个，打入碗中，用筷子搅匀，用滚烫的开水冲熟后即可食用。现代医学认为，开水冲鸡蛋质地柔软，容易被胃消化吸收，可大大减轻胃的负担，有利于溃疡病灶愈合。鸡蛋黄中含有卵磷脂，可在胃黏膜表面形成一层薄的疏水层，对胃黏膜有很强的保护作用和抵抗有害因子入侵的防御作用。为避免患者大便干燥，还需要常吃些琼脂、香蕉、蜂蜜等能润肠的食物。

对症食方

枸杞炒韭菜

原料：枸杞子 5 克，核桃仁 15 克，韭菜 150 克，调料适量。

用法：将韭菜洗净，切段；锅中放芝麻油适量烧热后，下枸杞子、核桃仁煸炒，而后下韭菜炒至熟，加入食盐、味精炒匀即成。佐餐食用。

功效：温肾助阳。适宜于溃疡病胃脘冷痛患者食用。

大蒜烧扁豆

原料：大蒜 5 瓣，葱丝 10 克，扁豆 200 克，生姜 10 克，盐 1.5 克，植物油 30 克，鸡精适量。

用法：大蒜切片，扁豆洗净切 3.3 厘米小段，生姜切丝，葱切丝均备用。锅上火加植物油，入蒜片、葱丝、生姜丝稍炒，再加扁豆翻炒，加食盐、少许水，盖锅盖约 5 分钟，再翻炒至扁豆熟，加鸡精炒匀即可出锅。

功效：清热解毒，养胃益肠，助消化。适宜于胃溃疡患者食用。

鲜蘑炒肉

原料：鲜蘑菇 250 克，瘦猪肉 100 克，植物油、食盐、料酒、葱、姜、胡椒粉、味精各适量。

用法：将鲜蘑菇、猪肉分别洗净切片，葱切段，姜切丝。油锅烧热，放入肉片、鲜菇煸炒，再依次加入生姜、食盐、料酒、葱、胡椒粉、味精，拌炒至熟即成。佐餐食用。

功效：理气消食，化痰开胃。适宜于胃和十二指肠溃疡者食用。

花生大枣莲米粥

原料：花生、莲子各 10 克，大枣 5 枚，大米 100 克。

用法：将大米淘净，与花生、莲子、大枣拌匀，置碗中，加清水适量，上笼蒸熟服食，每天 1~2 次。

功效：益气养血。适宜于溃疡病出血后的调养。

燕窝瘦肉粥

原料：燕窝 5 克，大米 50 克，瘦肉 100 克，食盐、味精各适量。

用法：将燕窝发开，洗净；瘦肉洗净，切碎，先取大米煮粥，待沸后调入燕窝、瘦肉，煮至粥成后，食盐、味精调味服食，每天1剂。

功效：健脾和胃。适宜于溃疡病病后脾胃亏虚、纳差等患者食用。

五、胃下垂饮食调理与食方

（1）胃下垂患者的胃肠蠕动都比较缓慢，若饮食不当或饮水不足则容易发生便秘，而便秘又会加重胃下垂的程度，所以患者应特别注意防止便秘。日常饮食中多调配些水果、蔬菜，因为水果、蔬菜中含有较多的维生素和纤维素，可促进胃肠蠕动，使粪便变得松软润滑，防止便秘发生。清晨喝杯淡盐水或睡前喝杯蜂蜜芝麻油水，也可缓解和消除便秘。

（2）刺激性强的食物如辣椒、酒、姜、浓茶等，应尽量少吃少喝。少量饮些果酒和淡茶是有益的，有利于减缓胃下垂的症状。

（3）少量多餐：胃下垂患者消化功能减弱，过多的食物入胃，必然会滞留于胃而引起消化不良。所以，胃下垂患者用餐量宜少，次数可以增加，每天 4～6 餐为宜。主餐宜少，蔬菜宜多，有条件的患者可每天喝 1 杯牛奶，蒸 1 碗蛋羹，吃几块饼干作为正餐的补充。

（4）细嚼慢咽：胃下垂患者的胃壁张力减低，蠕动缓慢，所以用餐要细嚼慢咽以利于消化吸收、增强胃蠕动和促进排空速度，缓解腹胀不适。

（5）饮食清淡、易消化：食物干硬或质地偏硬，进入胃内不易消化，还可能损伤胃黏膜而使胃炎发生率增高。患者平时主食以软饭为佳，面条要煮透煮软，少吃又厚又硬的夹生面条；副食要剁碎炒熟，少吃生冷蔬菜。但应注意的是，鱼肉不可过熟，鱼肉在半生时最嫩、最易消化，对胃的负担最小。

对症食方

党参黄芪蒸羊肉

原料：熟羊肋条肉 500 克，党参 15 克，黄芪 15 克，水发香菇 2 个，玉兰片少许，胡椒粉、料酒、味精、精盐、葱、姜、花椒、清汤各适量。

用法：将党参、黄芪切片，加水煎煮 2 次，得浓缩液 30 毫升；羊肉切片。把玉兰片放于碗底，上面放入香菇、羊肉，加入胡椒粉、料酒、味精、精盐、葱、姜、花椒、清汤和参芪液，上笼蒸 30 分钟取出，拣去花椒包、葱、姜即成。佐餐食用。

功效：温中益气，健脾利水，气血双补。适宜于胃下垂者食用。

鲜荷牛肚汤

原料：牛肚 1000 克，新鲜荷叶 2 张，茴香、桂皮、生姜、胡椒粉、黄酒、细盐各适量。

用法：将荷叶垫置于沙锅底，上面放入牛肚，加水浸没；用大火烧沸后，改用中火煨半小时，捞出切成条状，再倒入砂锅内，加入黄酒、茴香、桂皮，用文火煨 2 小时；放入细盐、生姜、胡椒粉，再煨 2~3 小时，煨炖至牛肚熟烂为佳。

功效：健脾温胃，升提中气。适宜于胃下垂者食用。

二麻炖猪肚汤

原料：猪肚 1 个，升麻 15 克，黑芝麻 50 克，胡椒粉、食盐、味精各适量。

用法：将猪肚洗净，入沸水锅中焯去臊味；升麻、黑芝麻分别洗净，放入猪肚内。沙锅中加水适量，放入猪肚，用文火炖至猪肚熟烂，拣去升麻，加入食盐、胡椒粉、味精调味即可。早、晚空腹时饮服，每次 1 小碗。

功效：温中补肾，益气升阳。适宜于胃下垂及其他内脏下垂者食用。

人参茶

原料：生晒参 3 克。

用法：将生晒参切成薄片，放入保温杯内，冲入沸水，加盖焖泡半小时，即可饮服。早晨空腹或晚上临睡前温饮之。

功效：益气健脾。适宜于胃下垂者饮用。饮此茶 2~3 天内，忌食萝卜、浓茶、螃蟹、绿豆等食物。

韭菜籽蜂蜜饮

原料：韭菜籽、蜂蜜各适量。

用法：将韭菜籽炒熟，每次取 8 克，用蜂蜜泡水冲饮，每天 1~2次。

功效：补肾健脾，升提中气。适宜于胃下垂日久、气短面白、倦怠乏力、胃口差、消瘦等患者饮用。

猪肚黄芪汤

原料：猪肚 1 个，黄芪 150 克，陈皮 30 克。

用法：将猪肚去脂膜后洗净，黄芪、陈皮用纱布包好放入猪肚中，用麻线扎紧，加水后文火炖至猪肚熟，再加适量调味品即可。趁热食肚饮汤，每天 2 次，5 个猪肚为 1 个疗程。

功效：健脾温胃，益气升阳。适宜于胃下垂者食用。

猪脾大枣粥

原料：猪脾 2 个，大枣 20 克，粳米 150 克。

用法：将猪脾洗净切片，放入锅中微炒，加入大枣、粳米和水煮成粥。空腹辅食，每天 1 次，半个月为 1 个疗程。

功效：健脾胃，助消化，和胃养脾，益气安中。对胃下垂引起的形体消瘦、脘腹胀满、食欲不振、倦怠乏力有康复保健之效。

六、腹胀饮食调理与食方

饮食不当是腹胀产生的主要原因，故腹胀患者饮食应注意以下两点：

1. 忌食含气的食物

含气食物有打起泡沫的奶油、蛋奶类及汽水类等。有人认为喝汽水能助人打嗝，实际上，喝汽水虽能令人感觉舒服，但大部分胀气仍停留在肠内。为避免消化不良，饮食中应减少不易消化的食物。

2. 忌食易产生气的食物

易产生气的食物有萝卜、豆类、白薯、韭菜、生葱、生蒜、芹菜等。吃萝卜胀气是因为其中含辛辣的硫化物，在肠道酵解后产生的硫化氢和硫醇，抑制了二氧化碳的吸收。土豆富含植物纤维，由于植物纤维不容易被消化，易被细菌酵解为二氧化碳及氢气，引起腹胀。大豆类食品胀气是因为大豆（黄豆）含水苏糖等寡聚糖，这些糖很易被微生物发酵产气；但大豆制成豆腐时，这些糖类已被溶在水中流失，故较少引起腹胀。

对症食方

香菜爆鸡丝

原料：鸡脯肉 300 克，香菜 100 克，葱段、生姜、盐、味精、黄酒、清汤、芝麻油各适量。

用法：将鸡脯肉用温水洗净，切作细丝，上浆后用；香菜洗净，去叶，取净梗，切作 3 厘米左右长的段。炒锅放火上，烧热后加菜油，烧至七成热，下鸡丝划散划透，起锅沥净油。原锅留少许油，烧热后下葱段、生姜丝，煸炒出香味，倒入香菜梗，稍炒后，再加鸡肉丝合炒，烹入黄酒、清汤，加盐、味精，翻炒均匀，淋上芝麻油即成。

功效：醒脾调中，健胃消食。适宜于脾胃虚弱、久病体虚，症状表现为脘腹胀满、反胃呃逆、食欲不振者食用。

山楂粥

原料：干山楂 30~40 克，粳米 100 克，白砂糖 10 克。

用法：先将山楂放砂锅中，加水煎取 30 分钟，去渣，加入粳米、白砂糖，煮作粥，分 2 次服食。

功效：消食行滞，止嗳气。适宜于消化不良、脘腹胀满、嗳气频作、纳食不香等症患者食用。

八宝粥

原料：芡实、山药、莲子、茯苓、党参、白术、薏苡仁、白扁豆各 6 克，大米 150 克。

用法：先将诸药加水适量，煎煮 30 分钟，捞去党参、白术药渣，再加入淘净的大米，继续煎煮，至粥成食用。

功效：助消化，消胀止泻。适宜于消化不良、脘腹胀满、泄泻者食用。

甘露茶

原料：陈皮 120 克，乌药、炒山楂、炮姜、川厚朴、麸炒枳壳各 24 克，炒谷芽 30 克，麸炒六神曲各 45 克，茶叶 90 克。

用法：先将陈皮用盐水浸润炒干，同上药研为粗末，和匀过筛，分装备用。每次 9 克，加鲜姜 1 片，用开水浸泡，代茶饮用。

功效：顺气化滞，消食健胃。适宜于食积气滞、脘腹胀闷、不思饮食以及水土不服等患者饮用。

菖蒲花茶

原料：石菖蒲 6 克，茉莉花 6 克，青茶 10 克。

用法：将以上三味共研细末，沸水冲泡，随时饮用，每天 1 剂。

功效：顺气化滞，助消化，消胀。适宜于慢性胃炎之脘腹胀痛、纳谷不化患者饮用。

金橘茶

原料：金橘 3 个。

用法：将金橘放入茶杯中，沸水泡，代茶饮。

功效：消食开胃，化痰止呕。适宜于脘腹胀满、恶心呕吐、嗳腐吞酸、消化不良、肠炎、胃炎、肠胃功能紊乱、肠胃痉挛等患者饮用。

七、消化不良饮食调理与食方

消化不良的患者忌食以下食物：

1. 冬瓜

冬瓜性寒伤阳损胃，多食会导致脾胃虚寒更甚，消化功能减弱，产生食欲不振、腹胀、便秘或泄泻等症状。

2. 忌摄入含蛋白质和钙质过多的食物

乳类、乳制品、瘦肉类、鱼、虾米皮、鸡蛋黄、咸鸡蛋、松花蛋、动物软骨、豆类、豆制品、海带、紫菜等都含大量蛋白质或钙质，若摄入过多，会使大便呈碱性，干燥而量少，难以排出，所以应减少食用。

3. 鸽子肉

食积胃热者不应食用。食积胃热之病应消食化积，忌食味厚之品，本品味厚，食之碍胃滞脾，食后可加重病情。

4. 豆腐干

老人病后及体弱者不宜食用豆腐干。豆腐干为豆腐榨干水分制成的食品。《随息居饮食谱》说："腐于坚者，甚难消化，小儿及老弱病后，皆不宜食。"食后容易导致消化不良的病变。

5. 糯米

糯米含有大量的糊精，黏性较强，膨胀性小，不容易被消化。消化不良者长期食用糯米，将会加重病情。

6. 甘薯

消化不良、脘腹胀满者不宜食用甘薯。食后容易产气，发生胀肚，使病情加重。

7. 油炸食品

坚硬、油腻食物更不宜被消化，食后会加重病情，应忌食。

另外，干豆类、洋葱、土豆以及甜食应适当控制，以免影响胃的运动而加重症状。

对症食方

糖醋白菜

原料：白菜 100 克，辣椒 50 克，醋 50 毫升，精盐、白砂糖、生姜各适量，香油少许。

用法：将白菜嫩心洗净切条，加少许盐腌渍，待菜心出水后，用清水漂洗掉盐分，再用布挤出水分；辣椒切细丝，均匀撒在白菜心上；把白砂糖、醋、酱油放入碗内，搅拌后倒入菜心上。锅内放少许香油烧热，将 1 个辣椒炸成老黄色，然后将油浇在白菜心上，加盖使香辣味渗透到菜条内，拌匀即可食用。佐餐食用。

功效：开胃消食。适宜于消化不良、腹胀、食欲不振者食用。

红椒炒苦瓜

原料：苦瓜 200 克，猪瘦肉 150 克，红辣椒 50 克，精盐、糖、味精各适量。

用法：将苦瓜洗净，对半剖开，去瓤，切作薄片；猪瘦肉用温水洗净切作片；红辣椒去籽，切成丝。将炒锅放旺火上烧热，下油烧至七成热，下肉片炒至变色，起锅备用；锅内留底油，下红辣椒、苦瓜，稍炒一下，放精盐、糖，下肉片再炒，至苦瓜熟，放味精调味，起锅食用。

功效：健胃消食，增强食欲。适宜于食欲不振、消化不良者食用。

芡实山药蒸猪肚

原料：猪肚 1 个，芡实、山药各 60 克，酱油适量。

用法：先将猪肚用温水洗净，再将芡实、山药研为细末，纳入猪肚内，将猪肚入盘中，入锅中隔水蒸熟，取出放温后将猪肚切成丝，不限时候，蘸酱油食用。

功效：健脾养胃，补中助运。适宜于脾胃虚弱、运化不健而致的消化不良者食用。

芙蓉鲫鱼

原料：鲜鲫鱼 1 条（约 200 克），鸡蛋清 2 个，熟火腿肠 10 克，姜 5 克，绍酒 20 毫升，鸡清汤 125 毫升，茶油 5 毫升，盐 2 克，味精 1 克。

用法：将鲫鱼去鳞、腮、内脏，洗净，斜切下鲫鱼的头和尾，同鱼身一起装入盘中，加绍酒和拍破的葱、姜，上笼蒸 10 分钟取出，头尾和原汤都不动，用小刀剔下鱼肉。将蛋清打散后，放入鱼肉、鸡汤、鱼肉原汤，加入精盐、味精搅匀，将一半装入汤碗，上笼蒸至半熟取出，另一半倒在上面，上笼蒸熟，即为芙蓉鲫鱼，同时把鱼头、鱼尾蒸熟。将芙蓉鲫鱼和鱼头鱼尾取出，头、尾分别摆放芙蓉鲫鱼两头，拼成鱼形，撒上火腿末、葱花，淋入茶油即可。

功效：健脾胃，促消化，增进食欲。适宜于食欲不振、消化不良、神疲乏力者食用。

大麦豇豆粥

原料：大麦米 300 克，豇豆 100 克，红糖 50 克，碱面 2 克。

用法：将大麦米与豇豆分别洗净，一起放入开水锅内，加碱面，用文火煎煮并不断搅动，待米粒熟、豇豆开花时，拌入红糖，再稍煮片刻即可。

功效：健脾益肾，消积宽肠，清热利水。适宜于消化不良或食滞泄泻者食用。

菠萝西米粥

原料：罐头菠萝 100 克，西米 50 克，白砂糖 100 克，桂花卤 5 克。

用法：将菠萝切成小块，西米用清水浸透泡胀。锅内倒入清水烧沸后，加入白糖、西米，用文火煮至粥稠，调入菠萝及桂花卤即成。每天服 1 剂，分次食用。

功效：消食止泻，清暑解渴，止咳利尿。适宜于消化不良、肠炎腹泻者食用。

八、腹泻饮食调理与食方

对于腹泻患者来说，食用营养价值高而易于消化的食品且又不会刺激肠胃的食品是最能补充营养增加体力的。一旦腹泻，患者是不能吃鱼和肉的，且需要把食品加工成柔软食物后方可食用。为了不刺激肠，腹泻患者应避免食用含纤维多的蔬菜以及易在肠内发酵的大豆和栗子。另外，也应避免食用过热或过冷的饮料及水分多的水果。

腹泻患者宜食的食物有以下几种：

1. 豆类

选用豆腐最合适，也可食用调味汁和豆腐汤。

2. 蔬菜类

可以将蔬菜加工柔软些让患者食用。

3. 粮食类

如果不是强烈的腹泻，可以不吃粥而选用柔软的米饭，米饭经过细细咀嚼后反而容易消化和吸收。在面包类中应选烤面包，面条经过煮熟后也是可以食用的。

4. 芋类

可以食用经过煮烤后的土豆和甘薯。

5. 水果类

把蜜饯果品煮熟便可食用，若是完全成熟了的水果，除去其种子和皮，取少量食用。

6. 鱼、肉、蛋类

鱼的白肉、瘦肉含脂肪较少，是可以食用的；肉类可取鸡肉以及除去少许脂肪的猪肉；蛋类，可选用半熟性的蛋，以及煎鸡蛋、布丁之类的。

对症食方

蒜泥马齿苋

原料：独蒜 50 克，鲜马齿苋 500 克，黑芝麻 15 克，白砂糖 15 克，精盐、味精、花椒粉、酱油、食醋各适量。

用法：将独蒜捣成泥；黑芝麻炒香捣碎；马齿苋择洗净折断，入沸水烫透装盘，加入蒜泥、熟芝麻、白砂糖等调料，拌匀即成。

佐餐食用。

功效：清热解毒，消肿止泻。适宜于肠炎腹泻、痢疾者食用。

黄酒蒸乌鸡

原料：乌骨鸡 1 只，黄酒 100～200 毫升。

用法：将乌骨鸡宰杀，去毛及内脏，洗净放于碗内，加入黄酒密封，上笼蒸至鸡肉熟透即可。温热空腹食之。

功效：补中益脾，温中开胃。适宜于脾胃虚寒型结肠炎久泻者食用。

苹果西米粥

原料：苹果 500 克，西米 100 克，白砂糖适量。

用法：将西米洗净泡透，捞起沥干；苹果去皮核切成小丁，两者与白砂糖一起放入水锅里，用大火烧沸，改用文火熬成粥即可。

功效：生津止渴，调肠止泻。适宜于慢性腹泻者食用。

山药羊肉汤

原料：羊肉 500 克，山药 50 克，葱白 30 克，姜 15 克，胡椒粉、黄酒、盐各适量。

用法：将羊肉剔去筋膜洗净，略剞几刀，入沸水焯去血水；山药用清水润透后切片，与羊肉一起放入锅内，加适量清水及葱白、姜、胡椒粉、黄酒，用大火烧沸，撇去浮沫，改用文火煨炖至羊肉酥烂，捞出羊肉晾凉后切片，再将原汤除去葱姜，加入盐、味精，连山药一起倒入羊肉碗内即成。喝汤吃羊肉。

功效：补益脾肾，温中暖下。适宜于脾肾阳虚型腹泻患者食用。

参青梅饮

原料：青梅 20 克，饴糖少许。

用法：加水适量，将青梅入砂锅煎汤，汤成入饴糖少许，饮用，每天 2 次。

功效：止泻。适宜于久泄不愈、无黏冻脓血者食用。

车前子茶

原料：炒车前子 10 克，红茶 3 克。

用法：上述两味以沸水冲泡浓汁，加盖闷 10 分钟即可；或上述两味水煎成浓汁即可。每天 1~2 剂，分 2 次温服。

功效：健脾利水，化湿止泻。适宜于脾胃虚弱者，症见消化不良、小便频繁、泄泻等患者食用。

石榴皮茶

原料：石榴皮 10 克（干品）。

用法：石榴皮沸水冲泡代茶饮，每天 1 次。

功效：健脾和胃，祛湿止泻。适宜于脾胃亏虚、久泄不愈者饮用。

九、上消化道出血饮食调理与食方

上消化道出血患者的饮食调理要根据病情的不同时期进行。

1. 出血期

发现上消化道出血时，应暂时禁食，迅速由静脉输液。严重休克时则应准备输血。待出血情况逐渐好转后，可进食流质食物为宜。条件许可时，应在短期内以牛奶为主要食物。牛奶能中和胃酸，有利于止血。流质饮食除牛奶外，还可用豆浆、米汤、藕粉等。

2. 恢复期

一般在出血停止 24 小时后，方可开始给予少量的流质饮食，并密切观察有无再度出血。若情况稳定，由逐渐增加流质饮食数量，并酌情改为半流质饮食和软食，直至正常饮食。

此外，疾病康复后，还可应用饮食来防复发。下面介绍几点防复发的饮食方法：

（1）经常喝牛奶可预防上消化道出血。溃疡病所致的上消化道出血，多因酸性胃液销蚀胃壁，损伤血管所致。为防止晚间胃酸分泌高峰期分泌过多胃酸，临睡时喝杯热牛奶，可保护胃黏膜并中和胃酸，并可有效地预防反复发作的胃出血。

（2）宜多吃新鲜蔬菜和水果。绿叶蔬菜中维生素 C 含量很丰富，柑橘、柚子、番茄、柠檬中维生素 C 的含量也很高。菠菜、卷心菜、花菜、油菜和植物油中维生素 K 的含量较高。多吃含维生素 C、维生素 K 的新鲜水果和蔬菜，能改善毛细血管的渗透性，降低血管的脆性，有利于止血。还可多进食花生衣、白木耳、荠菜、金针菜、百合、藕汁、海螵蛸等有止血作用的食物。

（3）忌饮用酒、浓茶、咖啡等。这些食品对胃黏膜有较大刺激，不利于消化道炎症的消退和溃疡面的愈合，而且影响体内凝血因子的合成，长期食用，极易诱发上消化道出血、肝脏疾病。

（4）忌吸烟。烟叶中的有害成分对消化道黏膜有较大的刺激作用，易使消化道黏膜发炎，造成幽门及食管下端括约肌功能紊乱，以致胆汁及胃内容物反流，加重病情。特别是有上消化道出血病史的患者尤其要禁烟。

（5）忌辛辣及刺激性食物。这些食物性热、刺激性强，易引起胃燥热，损伤胃肠黏膜，引起出血。

对症食方

莲蓬茶

原料：莲蓬 3～4 个。

用法：将莲蓬洗净切碎，置保温杯中，用沸水冲泡 20 分钟。代茶频饮。每天 1 剂，血止为度。

功效：消瘀，止血。适宜于上消化道出血及各种出血症无明显热象患者饮用。

茜草猪蹄汤

原料：猪蹄 1 只，茜草 50 克，大枣 10 枚。

用法：将猪蹄洗净切块，放入锅内煮沸，炖至八成熟时，放入茜草及大枣，煨煮至猪蹄熟烂为度。

功效：养阴止血。适宜于上消化道出血者或呕血、便血者食用。

鲜藕饮

原料：鲜藕 500 克。

用法：将鲜藕洗净剁碎，用洁净纱布绞取汁液。一天内分数次服完。

功效：清胃泻火，化瘀止血。适宜于胃热壅盛型上消化道出血患者饮用。

五倍子酒

原料：五倍子 3 克，白酒 300 毫升。

用法：将五倍子去尽泥沙，研为极细粉末，放铁勺内，用文火加热，并用铁铲炒至冒黑烟为止。即时将白酒倒入铁勺内，稍煮片刻，滤去药渣，取药液。每次服 15 毫升，每天 2 次。

功效：养血止血，活血化瘀。适宜于上消化道出血患者及各种贫血者饮用。

茅根鲜藕粥

原料：白茅根 30 克，鲜藕片 60 克，栀子仁末 6 克，粳米100 克。

用法：将白茅根水煎，滤汁去渣，加入鲜藕片、粳米一起煮粥，待粥成时，调入栀子仁细末，再稍煮片刻即可。每天2 剂。

功效：泻肝清胃，凉血止血。适宜于肝火犯胃型上消化道出血者食用。

醋熘马齿苋

原料：鲜嫩马齿苋 250 克，醋、盐、菜油各适量。

用法：将马齿苋洗净沥干；油锅烧热，放入马齿苋煸炒，加盐，炒至马齿苋将熟时，倒入食醋炒匀即可。佐餐食用。

功效：清补脾胃，凉血止血。适宜于血热妄行之上消化道出血者食用。

十、胃癌饮食调理与食方

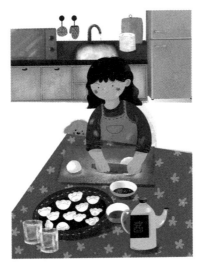

饮食

患了胃癌后，由于胃的吸收功能降低，会导致营养物质严重摄入不足，并会出现恶心、呕吐、厌食等消化道症状，而肿瘤的生长又需要消耗大量的能量，使得患者出现消瘦、贫血、恶液质的现象。因此，一定要做好患者的饮食护理。

（1）进食易消化、开胃降逆的清淡食物，少食多餐，定时定量进食

胃癌患者多有胃脘部饱胀、疼痛不适等食积不消的症状，进食易消化的食物，可保护胃黏膜；进食开胃降逆的清淡食物，常用食品有山药、龙眼肉、莲子、木耳、香菇、百合、冰糖、藕、豆腐、蜂蜜、绿豆、鸭、甲鱼、蚌肉、牛乳、薏苡仁、大枣、糯米等，可缓解化疗后出现恶心、呕吐、食欲不振等症状。胃大部切除的患者宜少食多餐，每天进餐6～7次，定时定量进餐可以使胃内不空不胀，不宜产生积食，也可使患者逐步适应残胃的消化功能。

（2）选用高营养、少刺激的食品

胃癌患者术后身体比较虚弱，胃部蠕动缓慢，加之后期的化疗

更会消耗大量体力。因此，一定要选用高营养、少刺激的食品。主食以患者平日习惯品种为好，加用薏苡仁粥、糯米粥；副食以鲜肉、鲜蛋、鲜蔬菜、鲜水果为好。术后患者每天 3~5 餐，饭量逐渐增加，不少患者半年后可恢复术前饭量。如有饭后恶心、呕吐现象，不必着急，可稍坐片刻或慢行散步，症状即可减轻。

（3）食物要新鲜，多吃新鲜蔬菜和水果，增加优质的蛋白质摄入量

多吃鲜石榴、鲜乌梅、鲜山楂，也可用橘皮、花椒、生姜、冰糖、鸡肫各适量，煎汤内服。病症恶化的患者应该多补给蛋白质食品，如牛奶、鸡蛋、鹅肉、鹅血、瘦猪肉、牛肉、新鲜蔬菜、水果等，糯米粥要求煮烂，有助于胃肠的消化吸收。

（4）禁忌烟酒和辛辣刺激性食物，忌高盐、过硬、过烫的食物，禁暴饮暴食。这些可能刺激胃部蠕动和痉挛，损伤胃黏膜，增加患者的疼痛和不适感等，不但不利于病情的恢复，而且会加快病症的恶化。

对症食方

鲜百合饮

原料：鲜百合 100 克。

用法：将鲜百合洗净，置锅中，加清水 1000 毫升，急火煮开 3 分钟，改文火煮 20 分钟，分次食用。

功效：滋阴清热。适宜于胃癌、属胃热伤阴型、胃脘灼痛、口干、五心烦热、大便干结患者饮用。

羊乳饮

原料：羊乳 500 毫升，竹沥水 20 毫升，蜂蜜 20 毫升，韭菜汁 10 毫升。

用法：将羊乳放锅中煮沸后，依次加入竹沥、蜂蜜、韭菜汁后调匀，分次温服。

功效：养阴清热，补虚健体。适宜于胃癌、属胃热伤阴型、胃

脘灼痛、口干烦热患者饮用。

牛乳韭汁饮

原料：韭菜 50 克，牛乳 200 毫升。

用法：将韭菜洗净，捣烂取汁，置入锅中，加牛乳 200 毫升，遂煮开后即可食用。

功效：活血解毒。适宜于胃癌、属瘀毒内阻型、胃脘刺痛灼痛、呕吐便血、痛剧患者饮用。

杞子百合饮

原料：枸杞子 30 克，百合 20 克。

用法：将枸杞子、百合分别洗净，同置锅中，加清水 1000 毫升，急火煮开 3 分钟，文火煮 20 分钟，滤渣取汁，分次饮用。

功效：清热养阴。适宜于胃癌、属瘀毒内阻型、胃脘刺痛拒按、五心烦热、口干舌红患者饮用。

香菇莼菜

原料：莼菜 250 克，水发香菇 50 克，精盐、味精、姜末、香油各适量。

用法：将水发香菇切丝蒸熟；莼菜洗净，入开水锅中焯一下，与香菇丝一起装入盘中，加入精盐、味精、姜末、香油拌匀即成。佐餐食用。

功效：清热解毒，利水消肿。适宜于慢性胃炎、胃溃疡、胃肿瘤患者食用。

平菇香菜汤

原料：平菇 100 克，竹荪 20 克，火腿 25 克，鸡脯肉 50 克，香菜 30 克。

用法：将平菇洗净杂质，切成 3 厘米长大小的片；竹荪用温水泡胀，放砧板上，用刀修去两头，剖开成 6 厘米长、2 厘米宽的片；火腿、鸡脯肉用温水洗净，切成 2 厘米见方的薄片；香菜去根、老叶，洗干净切成 1 厘米长的段。将炒锅放旺火上，倒入鸡汤，加平菇片、竹荪片、火腿片、鸡肉，放盐，用旺火烧沸，撇去浮沫，改用小火再烧 5 分钟，加胡椒粉、味精，撒入香菜段，淋上熟鸡油，起锅盛汤碗内，即可食用。

功效：健脾开胃，抗癌。适宜于十二指肠溃疡及胃肠道癌患者食用。